Dr. Walter Glück

Iss, was deinen Körper heilt
Individuelle Ernährungsmedizin

Dr. Walter Glück

Iss, was deinen Körper heilt

Individuelle Ernährungsmedizin

kneipp verlag
WIEN

Hinweis: Das vorliegende Buch beruht auf gründlicher Recherche des Autors. Hinweise, die Gesundheit betreffend, können auf keinen Fall einen Arztbesuch ersetzen. Alle Angaben, Empfehlungen und Informationen erfolgen ohne jegliche Verpflichtung, Haftung oder Garantie des Autors oder des Verlages. Bezüglich der Angaben zu den angeführten Produkten kann weder seitens des Autors noch seitens des Verlages eine Gewähr übernommen werden.

Impressum:

ISBN: 978-3-7088-0687-7

Autor: Dr. Walter Glück
Lektorat: Kneipp Verlag
Bildnachweis: Cover: fotolia.de/Fisher Photostudio
U4: beigestellt
Grafik: Sebastian Carl, Amerang
Cover: Oskar Kubinecz, www.kubinecz.at
Druck: NEOGRAFIA, a.s.
Printed in the EU

1. Auflage, September 2016

INHALT

VORWORT

Der Mensch im Mittelpunkt

Jeder Mensch ist einmalig und einzigartig – sein Fingerabdruck, seine Handschrift, seine Wesenszüge und sein Essverhalten. In der homöopathischen Medizin, die ich seit mehr als 30 Jahren praktiziere, werden diese Überlegungen besonders berücksichtigt. Das heilende Mittel muss zur Krankheit und zum kranken Menschen passen, um durchgreifend wirken zu können. Nach der Heilung von Patienten konnte ich oft beobachten, dass diese nicht nur von ihren Leiden befreit, sondern auch in ihrer Gesamtheit harmonischer geworden waren. Als positive Nebenwirkung hatte sich ihr Essverhalten stabilisiert und ihr Körpergewicht auf eine gesunde Mitte eingependelt. Sie merkten deutlicher als zuvor, welche Speisen ideal für sie waren und welche ihnen nicht guttaten. Das konsequente Beibehalten der richtigen Speisenauswahl führte in den meisten Fällen zu einer größeren Leistungsfähigkeit, zur Stärkung des Immunsystems und zu mehr Wohlbefinden. Heilung verhilft einem Menschen auch dazu, seinen Instinkt wieder zu spüren oder ihn besser wahrzunehmen.

Mit diesem Buch möchte ich Ihnen eine Leitlinie vorgeben: Achten Sie darauf, was Ihnen guttut und was nicht – also auf den Weg zu Ihrem persönlichen, idealen Essverhalten, oder, wie Hippokrates es formulierte, zur persönlichen „Diaita", jener Lebensform, die gesund erhält.

Die Beschreibungen der pflanzlichen oder homöopathischen Heilmittel dienen natürlich nicht zur Selbstbehandlung von Krankheiten. Sie sollen aber Ihren Horizont erweitern: Nehmen Sie die in der Natur verborgenen Schätze wahr und beugen Sie damit Krankheiten vor.

Ich wünsche Ihnen viel Freude mit diesem spannenden Thema und einen nachhaltigen persönlichen Gewinn.

Dr. Walter Glück

VERGISS DIÄTEN – HEILKOST IST ETWAS ANDERES

Heilkost war bereits bei den alten Griechen ein Thema: „Eure Nahrungsmittel sollen eure Heilmittel und eure Heilmittel sollen eure Nahrungsmittel sein" – so formuliert es der 460 v. Chr. in Kos geborene Arzt Hippokrates.

Nun stellt sich die Frage, wie man dieses Vorhaben in unserer Zeit umsetzen kann.

Wenn alles in ruhigen Bahnen verläuft, kümmern wir uns selten um unsere Speisenauswahl – wir haben Essgewohnheiten, die für uns die Norm darstellen und bei besonderen Anlässen gönnen wir uns die eine oder andere Delikatesse, einen Hauch von Luxus. Gesund ist das alles aber nicht immer. Bemerken wir irgendwann in unserem Leben, dass sich unsere Ernährungsweise negativ auf unser Befinden oder unser Gewicht auswirkt, suchen wir nach Alternativen; was uns dann anspricht, ist meist eine Diät.

Wer hat nicht schon eine oder mehrere Diäten probiert? Unzählige Formen wurden, seit es Menschen gibt, als das Heilmittel schlechthin deklariert – im besten Fall machen sie nicht krank, aber auch nicht gesund. Es ist statistisch erwiesen, dass Diäten nur selten und, wenn überhaupt, nur kurz einen positiven Effekt auf die sich Kasteienden ausüben. Ob Diät-Revolution oder Köndlkost – vielfach hat man nach ein paar Wochen genug davon ...

Diaita ist viel umfassender

Der griechische Ursprung des Wortes Diät (diaita) hat die Bedeutung von Lebensführung, beschreibt also viel mehr als nur das, was auf unserem Teller liegt. Diaita sollte umschreiben, was wir ein ganzes Leben lang essen, aber auch tun und lassen – zum Wohle unserer Gesundheit.

Diät bedeutet heute Einschränkung – dabei wird das Wort selbst schon falsch verstanden: Wenn jemand auf Diät ist, wird er ähnlich bedauert wie ein armer Patient im Krankenhaus.

Personalisierte Medizin – der neue Trend

Seit einigen Jahren zeigt sich, dass persönlich angepasste Medikamente bei verschiedenen Krankheiten gezielter wirken als nach Schema F ausgewählte: In der personalisierten oder individualisierten Medizin wird der Patient unter Einbeziehung individueller Gegebenheiten über die Krankheitsdiagnose hinaus behandelt.

Wo individuelle Medizin eingesetzt wird:

- schon seit Jahrtausenden in der TCM, der Traditionellen Chinesischen Medizin,
- in der Ayurveda-Medizin,
- in der Homöopathie,
- bei neuen Therapien, zum Beispiel bei Stoffwechselkrankheiten und zur Krebsbekämpfung.

In der Krebstherapie wird auch der genetische Code des Patienten berücksichtigt. Um zu optimalen Ergebnissen zu kommen, müssen Experten aus verschiedenen Gebieten zusammenarbeiten: Mediziner, Biologen, Krebstherapeuten und Computerspezialisten. Durch die Genanalyse lässt sich vorhersagen, wie gut ein Medikament wirken wird und wie stark die Nebenwirkungen sein können.

Individuelle Essempfehlung statt pauschaler Diät – der Schlüssel zum Erfolg

In der Ernährungswissenschaft werden ziemlich alle Einteilungen und Empfehlungen als unwissenschaftlich beurteilt – schlimmer noch: Man spricht davon, dass die Empfehlungen nichts nützen, also sinnlos sind.

Angelehnt an das Konzept der individualisierten Medizin, bei dem therapeutische Verfahren maßgeschneidert an die genetische Ausstattung des Patienten angepasst werden, entstand die Idee einer personalisierten Ernährungsweise. „Eine große Studie der Europäischen Union, das Projekt Food4Me, ebnet den Weg für personalisierte Ernährung, um so die öffentliche Gesundheit zu verbessern" – war vor kurzem als Titel eines von der EU veröffentlichten Papiers zu lesen. Diese Studie wurde europaweit mit über 1500 Teilnehmern durchgeführt. Um zu erforschen, ob eine persönliche Ernährungsweise sinnvoll wäre, wurden die Teilnehmer in vier Gruppen eingeteilt: eine Kontrollgruppe mit nicht-personalisierten Ernährungsempfehlungen, eine zweite Gruppe mit personalisierten Empfehlungen aufgrund der aktuellen Ernährung, eine dritte Gruppe mit personalisierten Empfehlungen aufgrund der Ernährung sowie der Daten des Menschen (z. B. der Blutwerte) und eine vierte Gruppe, bei der man anhand von DNA-Proben auch die Gene berücksichtigte. Das Ergebnis zeigte: **Personalisierte Empfehlungen sind den pauschalen Regeln der ersten Kontrollgruppe überlegen.**

Um aber eine persönliche Ernährungsempfehlung zu bekommen, ist allerdings die Berücksichtigung des dem Individuum zugrunde liegenden Typs unerlässlich.

Typisierungen als Grundlage

So haben sich Typisierungen entwickelt – ein kurzer Rückblick

Die Beschreibung von Typen gibt es seit Jahrtausenden in fast allen Kulturkreisen. Eine der ersten Typologien ist die Vier-Säfte-Lehre, die Hippokrates von Kos zugeschrieben wird. Galenos von Pergamon hat diese Lehre mit den vier Temperamenten, also Gemütseigenschaften, verknüpft.

Die vier Temperamente

Basierend auf der Idee, dass die Körpersäfte schlecht gemischt sind (Humorallehre), wurden zunächst vier Typen beschrieben.

Die vier Temperamentstypen von Galen (131–201 n. Chr.), zugeordnet zu Körpersäften:

- Phlegmatiker – Schleim
- Sanguiniker – Blut
- Choleriker – gelbe Galle
- Melancholiker – schwarze Galle

Obwohl dieses Typmuster recht simpel ist, wurde es auch noch im Mittelalter verwendet; später hat man die vier Grundtypen mit Jahreszeiten, Sternzeichen, psychischen Aspekten und vielem anderen kombiniert – und Abhandlungen über diese Kombinationen füllen viele Bücher.

Was uns unser Typ sagt

Auf dem Fundament der vier Temperamente werden bis heute psychologische und medizinische Gebäude errichtet – wer den Typ des anderen durchschaut, weiß einiges über ihn. Gerade medizinisch sind die vier Temperamente nach wie vor interessant: Typ, Organschwachstellen und daraus resultierende Leiden, etwa ein Gallenstein, sind keine Zufälligkeiten. Sie lassen sich aufgrund langjähriger Erfahrung vorhersagen; genauso wie das Lungenkrebsrisiko eines Rauchers.

Typbedingte Schwachstellen

- **Phlegmatiker**: Trägheit vieler Körperfunktionen – schwache Verdauung, langsamer Stoffwechsel
- **Sanguiniker**: sprunghafter Stoffwechsel und Neigung zu Herz- und Kreislaufproblemen
- **Choleriker**: Leberschwäche in Kombination mit leicht gereizten Nerven, Risiko für Gallensteine
- **Melancholiker:** Anfälligkeit im Verdauungstrakt mit Schwankungen in der Stimmung

Selten gibt es reine Typen – meist sind zwei miteinander kombiniert wie z. B. beim phlegmatischen Melancholiker. Da man zur Zeit der Entstehung dieser vier Typen noch nichts von Hormonen wusste, ist die Einteilung unvollständig: Es fehlt beispielsweise der reizbare, unruhige Schilddrüsen-Typ, der heute einfach zu erkennen ist.

Johann Nestroy schrieb 1837 die Posse „Das Haus der Temperamente" – vier Wohnungen mit vier Familien unterschiedlichen Temperaments; der Spaß ist groß.

Typen heute – was dein Essen über dich aussagt

Typologien machen Aussagen über eine Person in vielerlei Hinsicht, auch das Essverhalten kann – im wahrsten Sinne des Wortes – typisch sein. Man muss nicht so weit gehen wie manche Psychologen, die den Charakter nach der Auswahl der Eissorte oder des Pizzabelages interpretieren, aber der Zusammenhang zwischen Charakter und Essverhalten ist nachgewiesen – entwickelt sich doch beides im limbischen System unseres Gehirns und zwar zwischen dem ersten und achten Lebensjahr.

Forschungen haben gezeigt, dass unsere Essvorlieben mit unserer Persönlichkeit verknüpft sind.

Der Esstyp – einmalig wie jeder Mensch als Ganzes

Lassen Sie mich zu Beginn kurz die Methode vorstellen, die ich als Arzt hauptsächlich einsetze – die Homöopathie. Ich konnte in meiner Praxis beobachten, dass Patienten mit bestimmten Krankheitsbildern und Charaktereigenschaften auch beim Essen ähnliche Vorlieben und Geschmackspräferenzen haben. Diese Beobachtungen gaben den Anstoß zur Beschreibung der Esstypen, wie ich sie unterscheide und wie sie Gegenstand dieses Buches sind.

Homöopathie – die Medizin, die sich (auch) für den Menschen interessiert

Die Homöopathie wurde 1776 vom deutschen Arzt Samuel Hahnemann begründet. Der Begriff Homöopathie stammt aus dem Griechischen (homoios = gleich, ähnlich; pathos = Leiden). Zunächst hat Hahnemann einen Selbstversuch mit Chinarinde unternommen und dabei die Symptome einer Malaria beobachtet – rhythmisch wechselndes Fieber, Kopfschmerzen, Schwindel, Schweißausbrüche und mehr. Das führte ihn zu dem Schluss, dass ein Stoff, der beim Gesunden die Symptome einer bestimmten Krankheit hervorruft, bei einer Ähnlichkeit der Symptome diese Krankheit heilen könne (Details über das Wirkprinzip der Homöopathie können Sie meinem Buch „Mit Homöopathie zum Wohlfühlgewicht" entnehmen, siehe Anhang).

Das Ähnlichkeitsprinzip der Homöopathie: Similia similibus curentur – Ähnliches werde durch Ähnliches geheilt (Samuel Hahnemann, 1776).

Hahnemann hat mit seinen Kollegen etwa 120 Mittel an gesunden Menschen getestet und beschrieben – eine gewaltige Leistung. Heute verfügt die Homöopathie über mehr als 2000 verschiedene Medikamente.

Ähnliches bei Krankheiten, im Leben und beim Essen

Um als Homöopath eine Krankheit heilen zu können, muss ein Mittel gefunden werden, das beim Gesunden diese Krankheit hervorrufen kann; also bei Fieber zum Beispiel China – oder ein anderes von ein paar Hundert Fiebermitteln. Denn jedes Mittel hat seine Charakteristika, die zur Krankheit möglichst gut passen müssen. Bei akutem Fieber ist die Auswahl nicht so schwer zu treffen wie bei chronischen Krankheiten. Schwierig wird es bei einem Patienten mit mehreren Leiden: Zunächst müssen die Beschwerden genau erfasst werden, dann sein Zustand als Gesunder. Ist er eher verfroren oder hitzig, kräftig oder schwach (wie bei den vier Temperamenten)? Wie sind seine psychische Verfassung und sein Essverhalten? Die Gesamtheit dieser Informationen wird vom Homöopathen ausgewertet, um ein möglichst gut passendes Heilmittel für alle Aspekte zu finden: also nicht nur für die Krankheit, sondern für die Gesamtheit „kranker Mensch".

Die beiden Campari-Damen

Die erste Patientin – eine Dame mittleren Alters, elegant, vornehm und geschmackvoll gekleidet: Ihre Migräne, ihr Magen und ihre Verdauungsbeschwerden plagten sie schon seit Jahren. Nach mehreren Gesprächen wurde das Bild langsam klar. Auffällig war, dass die Migräne durch Aspirin besser wurde, nur durch Aspirin, durch kein anderes Schmerzmittel. Kopfschmerzen konnte sie, bevor sie richtig stark wurden, durch Campari mit Tonic oder Orangensaft abfangen. Aspirin, Tonic und Campari schmecken bitter – ein Hinweis auf das heilende Mittel: den exklusivsten Bitterstoff, Chinin. Und tatsächlich waren einige wichtige Aspekte für dieses Mittel vorhanden: Verlangen nach Obst, nach scharfen Speisen und Delikatessen sowie eine große Empfindlichkeit gegen Zugluft. Was soll ich sagen: Die Dame war mit China in Hochpotenz nach ein paar Monaten geheilt.

Die zweite Patientin kam wegen klimakterischer Beschwerden, Rückenschmerzen und Gastritis zu mir. Sie vertrug viele Speisen nicht und hatte immer wieder einen bitteren Mundgeschmack, den sie mit Kräutertees bekämpfte – oder mit Campari, den sie auch sonst liebte. Ich kürze die ganze Geschichte: Auffällig war das Empfindliche dieser Patientin, gepaart mit dem Bedürfnis nach Exklusivem – auch beim Essen. Sie liebte Delikatessen, Obst, leichte und etwas scharfe asiatische Gerichte, vertrug Milch absolut nicht und hatte besagten Campari für ihr Leben gern. Auch diese Patientin war in relativ kurzer Zeit mit dem homöopathischen Chinin beschwerdefrei.

Ich verglich die beiden „Geschichten" – es gab auffällig viele Parallelen: Wesen, Krankheitssymptome sowie Essverhalten ähnelten sich sehr.

Wie schaut die persönliche Heilkost aus?

Wie an den beiden Fallbeispielen zu sehen ist, spielt das Essverhalten eines Patienten in der homöopathischen Behandlung eine wichtige Rolle. Aufgrund der Analyse dieses Verhaltens sowie der Gesamtheit der Krankheitssymptome ergeben sich eine individuelle homöopathische Medikation sowie eine persönliche Ernährungsempfehlung.

Die Kost, die uns gesund erhält, ist eine individuelle Auswahl von Speisen. Sie basiert auf den Empfehlungen, die für den jeweiligen Esstyp gelten – und dieser Esstyp wird durch das bestimmt, was wir mögen, auch wenn wir es vielleicht gar nicht mehr wissen (Grund genug, sich im kommenden Kapitel mit der Entwicklung des Essverhaltens zu beschäftigen). Er ist quasi die Schublade, in denen sich unser ganz persönlicher Sub-Typ entwickeln kann.

DIE ENTWICKLUNG DES ESSVERHALTENS

Neue Forschungen zeigen, dass die Prägung unseres Esstyps schon sehr früh beginnt und komplexer ist, als bisher angenommen. Neben unseren Genen hat vor allem auch das, was wir in unseren ersten Lebensjahren riechen und schmecken, einen entscheidenden Einfluss darauf.

Riechen und schmecken – von Anfang an untrennbar verbunden

Wenn wir uns mit unserem Essverhalten beschäftigen wollen, müssen wir zunächst schauen, welche Sinneswerkzeuge beim Schmecken eingebunden sind: Es sind Nase und Mund, mit allem, was dazugehört.

Den Geschmack mancher Lebensmittel klar zu beschreiben, ist gar nicht so einfach – schmeckt Spargel etwa mehr salzig-süß oder auch ein wenig bitter? Solch komplexe Wahrnehmungen gibt es bei vielen Rohstoffen und zusammengesetzten Speisen – umso mehr, je raffinierter sie vom Koch

„Schade, dass ich kein Sternmull bin!", meinte Klein Lieschen unlängst, nachdem sie in einem Buch über diese eigenartigen Tiere gelesen hatte, „da könnte ich mich schneller entscheiden, was ich mag oder nicht." Der Sternmull verfügt über eine Schnauze mit elf flexiblen Tastpaaren, die ihm in Millisekunden sagen, ob eine Beute essbar ist oder nicht. Bei uns Menschen verhält sich das ein bisschen anders.

zubereitet wurden. Was im Extremfall dazu führt, dass man nicht mehr weiß, was man auf dem Teller hat ...

Wenn wir schmecken, kommt unsere Geschmacksbeurteilung zu einem großen Anteil aus Riecheindrücken zustande; nach neuen Forschungen machen diese bis zu 80 Prozent aus. Dazu kommen noch andere Sinnesempfindungen: Wir beurteilen in unserem Mund die Beschaffenheit einer Speise mit Mechano- und Thermorezeptoren. So empfinden wir „metallisch", „zusammenziehend" oder „basisch" oder haben schwer definierbare Sinneseindrücke, beispielsweise bei Gewürzen oder Cocktails.

Es ist uns nicht einerlei, ob Chips knackig sind oder nicht, ob eine Rahmsoße cremig ist wie Samt oder pappig wie Lehm.

Die Summe aller Sinneswahrnehmungen wird im Gehirn zu einem Gesamteindruck verarbeitet, den wir dann beurteilen und auch abspeichern. In der Kindheit passiert das unbewusst – noch nach vielen Jahren erinnern wir uns an Erlebnisse, die mit Geschmackseindrücken zu tun hatten.

Die Knödel von Oma Franziska

Gewisse Eindrücke bleiben lebenslang gespeichert: Ich erinnere mich zum Beispiel noch genau an die Fleischknödel, die Oma Franziska während meiner Schulzeit gemacht hat – unverwechselbar in Geruch und Geschmack, niemand konnte sie so zubereiten wie sie. Das Geheimnis dafür war, wie ich später entdeckte, ihre Gewürzmischung: frisches Liebstöckel statt Fertigwürze, getrockneter Majoran und Estragon. Natürlich machen wir die Knödel auch heute noch nach ihrem Rezept, und sie werden auch fast so wie damals – aber nur fast.

Geschmacksempfindungen werden gespeichert

Das Ungeborene entwickelt bereits ab der achten Woche Geschmacksknospen, sodass es schon vor der Geburt Aromen wahrnehmen kann, nämlich den Geschmack des Fruchtwassers. Babys haben eine angeborene Vorliebe für Süß und Umami und eine Abneigung gegen Sauer und Bitter; logisch, denn Muttermilch schmeckt süßlich. Was schaden würde und schlecht schmeckt, erzeugt als Schutzmechanismus der Natur einen Würgereflex. In der Stillzeit geht die Entwicklung des Geschmacksempfindens weiter – nimmt die Mutter bestimmte Stoffe wie Vanille oder Knoblauch zu sich, sind diese ein paar Stunden nach dem Verzehr in der Muttermilch nachweisbar. Im späteren Leben werden dann oft jene Speisen bevorzugt, die man in der frühen Kindheit bereits kennen gelernt hat – Vanillepudding etwa wird geliebt, wenn es eine Erinnerung an das Vanillearoma in der Muttermilch gibt.

Fertignahrung enthält meist zu viel Zucker oder künstliche Aromen – diese Eindrücke werden im Gehirn gespeichert und verbilden den Instinkt. Das kann auch dafür verantwortlich sein, dass Menschen im späteren Leben zu viel Zucker konsumieren.

Geschmacksbedürfnisse werden im Lauf des Lebens von unseren Genen „eingeschaltet", wenn das für uns sinnvoll erscheint: Kinder wollen Bitteres wie Kaffee nicht, da er ihnen ja nicht guttun würde. Aber auch in diesem Bereich kann es Störungen geben, denken sie an Zehnjährige, die rauchen.

Riechen kommt vor schmecken – nicht nur beim Spürhund

Einen Riesenanteil am Geschmacksempfinden hat – wie oben erwähnt – unsere Nase.

Ein paar interessante Riecheindrücke:

- **aromatisch** – Zimt, Nelken oder andere aromatische Gewürze,
- **rauchig** – der Geruch von brennendem Holz,
- **ammoniakalisch** – Hirschhornsalz (E 503), ein Backtriebmittel aus verschiedenen Ammoniakverbindungen,
- **blausäureartig** – Bittermandeln oder Kerne von Aprikosen und Kirschen,
- **herb-bitter** – Enzianwurzeln, die „zusammenziehend" schmecken.

Süß ist mehr Geschmack als Geruch, es berührt die Geruchsnerven der Nase wenig. Abkochungen von süßen Wurzeln werden zum Beispiel erst beim Schmecken richtig wahrgenommen.

Geruch und Geschmack können dem Kundigen mehr sagen als ein ganzes Chemielabor.

Der Geruch kann auch als Test für Lebensmittel herangezogen werden – riecht ein Sauerteig statt süßlich-sauer etwa scharf bis modrig, kann man ihn nur mehr entsorgen. Auch ein Maître fromager affineur, der Spezialist zum Veredeln von Käse, erkennt ganz genau am Geruch, ob Schimmel genießbar ist oder nicht. Für diese Differenzierungen gibt es keine Labortests – die beste Testmethode ist die gut geeichte Nase.

Kann es sein, dass wir in unserer Zeit den Riecher verloren haben? Beim Essen, aber auch bei unseren Entscheidungen?

Die Komplexität des Geruch- und Geschmackserlebens

Genuss und die Beurteilung von Speisen hängen also von einer Vielzahl von Eindrücken ab. Zu den bisher angeführten kommt aber noch etwas dazu: die Psyche – unzählige Untersuchungen von Psychologen geben darüber Aufschluss. Das beste Essen schmeckt nur mäßig, wenn wir schlecht aufgelegt sind oder Schmerzen haben. Die Pilze, die wir als Kind nicht mochten, aber trotzdem essen mussten, bleiben lebenslang negativ besetzt. Die Werbung setzt auf Farben in der Verpackung; Vitamine in gelber Hülle verkaufen sich besser als jene, die in einer violetten oder braunen Verpackung stecken.

Welche Geschmacksqualitäten den Esstyp bestimmen

Im alten China wurden vier Geschmacksarten unterschieden: süß, salzig, bitter und sauer. Später kam mit „scharf" eine fünfte dazu, passend zu den fünf Elementen. Heute diskutiert man aber bereits weitere.

Ich habe in meiner Kategorisierung zu diesen fünf Geschmacksempfindungen drei weitere hinzugefügt: umami, den Geschmack der neutralen Kohlenhydrate und milchig-fett. Umami hat man schon vor einiger Zeit definiert – das Wort stammt aus dem Japanischen und kann mit „fleischig, herzhaft, wohlschmeckend" übersetzt werden. Der neutrale Geschmack von Getreide oder „Grünzeug" findet sich in der großen Gruppe der Kohlenhydrate. Und unter milchig-fett kann man ziemlich alle Milchprodukte und Fette mit ihrem diskreten, charakteristischen Geschmack einreihen. Insgesamt spreche ich hier also von acht Geschmacksqualitäten.

Die acht Geschmacksqualitäten:

• milchig-fett	Milch, Butter, Sahne
• süß	Honig, Zucker, Obst
• neutral	Reis, Getreide, Gras
• sauer	Essig, Zitronen, Säure
• salzig	Kochsalz, Fisch
• bitter	Chinin, Bitterstoffe, Aromen
• umami	Glutamat, Aromen, Fleischkruste
• scharf	Pfeffer, Capsicain

Jede der acht Geschmacksrichtungen ist vergleichbar mit einem großen, tragenden Ast eines Baumes. Von diesen acht Hauptästen gehen einzelne Zweige ab, analog zu den Untergruppen eines Geschmackes – vom milchig-fetten Geschmacks-Ast zum Beispiel diese: Milch, Käse, Butter oder Joghurt; ein weiterer Zweig ist das Mineral Kalzium, das in Milchprodukten reichlich vorhanden ist, aber auch als Medikament eingesetzt wird. Ein weiterer kleiner Zweig sind die Kalziumverbindungen, zum Beispiel Calcium phosphoricum, das Schüßlersalz.

DIE ACHT ESSTYPEN

Konstitutionslehren und Typenbeschreibungen haben wie gesagt eine lange Tradition. Aber die Erkenntnisse in Bezug auf Ernährungsgewohnheiten sind in dieser Form noch nicht beschrieben worden.

Über Geschmack lässt sich nicht streiten

Der größte Feind der Kunst
ist der gute Geschmack
(Marcel Duchamp, französischer Maler, 1887 – 1968).

Geschmackvolle Kleidung, ästhetische Bauwerke oder die Präferenz für bestimmte Musik, das Leben besteht vielfach aus Empfindungen, für die es keine Erklärung gibt: Warum mag jemand Pastell und ein anderer Blutrot? Ist es bei der Speisenvorliebe nicht genau so – warum mag der eine gerne ein saftiges Steak zum Mittagessen, der andere lieber Spinat mit Kartoffeln und Spiegelei? Zu unserem Hang für bestimmte Speisen gesellt sich der Verstand und diktiert uns, was wir essen sollen oder nicht – zum Beispiel kein Frühstücksei aus Angst vor einem hohen Cholesterinspiegel.

Der Instinkt führt uns zur richtigen Speisenauswahl, versuchen wir, ihn wieder zu spüren! Leider ist das nicht immer ganz einfach: Es gibt eine Reihe von Dingen, die uns im Laufe unseres Lebens, oft aber schon sehr früh, davon entfernen: unnatürliche Nahrung, chemische Stoffe und künstliche

Aromen. Deshalb sind es manchmal auch Verstandesentscheidungen, die uns helfen, wieder zum richtigen Weg zurückzufinden, der da heißt:

Ernähren Sie sich Ihrem Esstyp entsprechend – aber richtig.

Meine Angaben beruhen auf unzähligen Recherchen, auf Erfahrungen mit Patienten über dreißig Jahre hinweg sowie auf der homöopathischen Arzneimittellehre.

Die acht Geschmacksqualitäten sind nicht konstruiert, sondern diejenigen, die von uns am häufigsten registriert werden. Man kann sie auch den drei Wärmequalitäten zuordnen:

Geschmack und Wärmeeigenschaften:

- neutral – milchig, Kohlenhydrate
- wärmend – süß, scharf, umami
- kühlend – salzig, sauer, bitter

Die Beschreibung der Esstypen im Einzelnen

Die Angaben, die ich zu den Esstypen mache, sind keine Gesetze oder Dogmen, sondern Richtwerte aufgrund von Erfahrungen und Beobachtungen. In der Natur ist nichts hundertprozentig, es gibt keine Regel ohne Ausnahme.

- Auf den folgenden Seiten finden Sie **Informationen zu jedem einzelnen Esstyp – wie sie ihn erkennen und was ihn ausmacht.** Oft zeigt uns natürlich unser Essverhalten, welchem Typ wir entsprechen, manchmal ist die Zuordnung aber auch ein bisschen schwieriger. Wie bereits gesagt, gibt es eine enge Verbindung zwischen

Essverhalten und Charakter und so können auch charakterliche Eigenschaften einen Hinweis auf unseren Esstyp geben (der ist ja möglicherweise – umweltbedingt – ein bisschen „verschüttet" und muss erst wieder zum Vorschein kommen, die Ratschläge gelten jedoch auch dann).

- Weil aber die Liebe zu einer bestimmten Geschmacksrichtung in den meisten Fällen doch das Essverhalten steuert, **gehe ich bei den einzelnen Esstypen auf die „großen" Themen der jeweiligen Geschmacksrichtung ein.** Um ein Beispiel zu nennen: Beim Süß-Typ wird das Thema Zucker mit allen seinen (Schatten-)Seiten behandelt.
- In jedem Kapitel finden sich **Informationen über die wichtigsten Nahrungsmittel, ihr Vorkommen in der Natur und in der Küche:** vom Rohstoff über die Verarbeitung in der Lebensmitteltechnologie bis zu den Effekten auf die Gesundheit.
- Sie finden aber beispielsweise auch **konkrete Empfehlungen für den Umgang mit Krankheitsneigungen** des jeweiligen Esstyps – denn nur, wer seine Schwachstellen kennt, kann frühzeitig reagieren. Unsere wunden Punkte, darauf sei an dieser Stelle nochmals hingewiesen, korrelieren mit Esstyp und Charakter. Ganz konkret sind auch meine **Vorschläge zur Gestaltung eines Speiseplanes**, das eine oder andere Rezept sowie die Tipps zum gesunden Abnehmen.
- **Das spezielle Thema**, das jedes Kapitel begleitet, steht mit dem Gesamtthema in Zusammenhang, blickt jedoch **aus einer ganz besonderen Perspektive** auf etwas, das vielleicht beim ersten Hinschauen nur am Rande damit zu tun hat: Beim Bitter-Typ finden sich beispielsweise Beschreibungen zum richtigen Entgiften, da Detoxmaßnahmen häufig mit Bitterstoffen durchgeführt werden.
- Zum Schluss jedes Kapitels beschäftige ich mich mit **Entsprechungen in der Naturheilkunde und Homöopathie**; das sind so etwas wie Unterabteilungen innerhalb der großen Geschmacks-Schublade. Die hier angeführten Mittel betreffen in erster Linie den entsprechenden Geschmackstyp.

SO FINDE ICH MEINEN ESSTYP – DER GROSSE SELBSTTEST

Nachdem wir die Entwicklung der Typen kennen gelernt und uns ein wenig in die Materie eingefühlt haben, ist es Zeit für den Selbsttest – eine spannende Erfahrung.

Anleitung zum Test

Antworten Sie spontan. Tragen Sie in die grau umrandeten Kästchen ein, wie weit die Aussage für Sie zutrifft.

Zur Gewichtung:

- Trifft etwas voll zu, geben Sie sechs Punkte, das ist das Maximum.
- Wenn etwas überhaupt nicht zutrifft, geben Sie null Punkte.
- Dazwischen vergeben Sie die Punkte, je nachdem, wie stark die Aussage für Sie passt, also drei Punkte für „durchschnittlich".

Wenn Sie alle Fragen beantwortet haben, addieren Sie die Punkteanzahl in den Spalten von A bis H, vergessen Sie dabei nicht, die Zwischensummen jeweils auf die nächste Seite zu übertragen.

Die höchste Punkteanzahl sagt aus, welcher Esstyp bei Ihnen vorherrscht, interessant sind auch die zweithöchste sowie die niedrigste Zahl. Auflösung und Interpretation finden Sie im Anschluss an den Test.

Mein Esstyp – der große Selbsttest

1.	Ich trinke gerne einmal ein Bier
2.	Ich bin meist spontan und entscheide impulsiv
3.	Spinat oder Mangold natur habe ich gern
4.	Süßsaures ist meine Vorliebe
5.	Ich bin von Natur aus kontaktfreudig
6.	Ich bin eher hitzig und neige zum Schwitzen
7.	Bei zu vielen Aufgaben auf einmal neige ich zur Hektik
8.	Das Liebste sind mir Nudeln, Kartoffeln oder Reis
9.	Ich kann Süßem nicht widerstehen
10.	Fasten oder eine Mahlzeit auslassen fällt mir schwer
11.	Milchprodukte liebe ich sehr
12.	Bei exotischen oder scharfen Gerichten sowie Currys werde ich schwach
13.	Ich liebe sprudelndes Mineralwasser, eventuell mit Zitrone
14.	Ich mag gerne Honig oder Marmelade
15.	Mit Teigwaren aller Art kann ich mich satt essen
16.	Obwohl es keinen Grund gibt, bin ich oft müde
17.	So schnell kann mich nichts aus der Ruhe bringen
18.	Schon bei geringfügigen Anlässen bin ich eher ängstlich
19.	Am Meer bin ich wie neugeboren
20.	Vergangene Probleme oder Kränkungen krame ich gern wieder hervor
21.	Ich liebe saftiges oder säuerliches Obst
22.	Häufig mache ich mir zu viel Sorgen um andere
	Zwischensumme

Selbsttest

A	B	C	D	E	F	G	H
			0				

	Zwischensumme
23.	Ich muss mein Essen meist nachsalzen
24.	Morgens esse ich gern ein Müsli oder ein Marmeladebrot
25.	Fisch mag ich, wenn er gut zubereitet ist
26.	Schon bei einfachen Problemen neige ich zum Grübeln
27.	Ich neige zu Korrektheit und Genauigkeit
28.	Geräuchertes oder Pikantes ist mir lieber als Süßes
29.	Philosophieren und Sinnieren sind mir wichtig, auch wenn es kein Ergebnis
30.	Eine Gemüsesuppe ist mir lieber als ein Gulasch
31.	Manchmal bin ich schon bei einer leichten Anstrengung erschöpft
32.	Meine Stimmung ist manchmal grundlos schwankend oder zornig
33.	Ich esse gern Spargel, Zichorie oder Artischocken
34.	Ich brauche gleichmäßige Temperaturen, sonst werde ich unrund
35.	Kräutersalz oder Maggi mag ich gern als Würze
36.	Kuchen kann ich nicht widerstehen
37.	Meine Freunde würden mich eher als konservativ bezeichnen
38.	Ich bin sehr gern zu Hause, weil Reisen mir zu mühsam ist
39.	Eine meiner Lieblingsspeisen ist Brot
40.	Knoblauch und Zwiebel sind etwas Feines
41.	Bewegung ist für mich nicht wichtig
42.	Ich mag Exotisches – beim Essen, Reisen und auch in der Kunst
43.	Ich bin oft himmelhoch jauchzend oder zu Tode betrübt
	Zwischensumme

Selbsttest

A	B	C	D	E	F	G	H

	Zwischensumme
44.	Gemüse wie Kraut oder Kohl esse ich gern
45.	Ich trinke gern Kaffee, auch ohne Zucker
46.	Ein deftiger Schweinsbraten ist etwas Herrliches für mich
47.	In guter Gesellschaft ist meine Stimmung besser als beim Alleinsein
48.	Ich brauche Butter bzw. Fett aufs Brot
49.	Cremige Rahmsoßen sind meine Liebe
50.	Pizza esse ich gern, vor allem mit Salami, Speck oder Fleisch
51.	Als Beilage mag ich lieber Salate als Nudeln oder Reis
52.	Mayonnaise liebe ich, aber sie soll pikant und nicht zu fett sein
53.	Mich richtig satt essen ist wunderbar, auch wenn ich dann einen Schnaps bra
54.	Gewürze wie frischer Ingwer, Kurkuma oder Koriander tun mir richtig gut
55.	Ich mag Grapefruits, eventuell mit Tonic oder Campari
56.	Salzarme Kost könnte ich nicht aushalten
57.	Nach dem Essen möchte ich fast immer noch etwas Süßes
58.	Ich trinke gern einen leicht säuerlichen Most oder Cidre
59.	Bei Chips kann ich kaum aufhören
60.	Manchmal reizen mich schon Kleinigkeiten
61.	Speck mit Paprika oder Pfeffer ist lecker
62.	Mein Pfeffersteak braucht ausreichend pikante Soße
63.	Ich mag gern Quinoa oder Naturreis mit gedämpftem Gemüse
64.	Joghurt und Käse esse ich gern
	Summe

Selbsttest

A	B	C	D	E	F	G	H

Die Auswertung

Eines vorweg: Es gibt kein gutes oder schlechtes Ergebnis wie bei Tests in der Schule. Aus dem Test können Sie erkennen, welchen Geschmacksempfindungen Sie nahestehen und welchen weniger.

- Der höchste Zahlenwert sagt Ihnen, welcher Esstyp Sie sind:
  Spalte A = süß
  Spalte B = salzig
  Spalte C = sauer
  Spalte D = bitter
  Spalte E = scharf
  Spalte F = umami
  Spalte G = neutral (Kohlenhydrate)
  Spalte H = milchig
- Der zweithöchste Wert gibt Auskunft über den „naheliegenden" Typ. Beträgt der Abstand zwischen den beiden höchsten Zahlenwerten weniger als drei Punkte, sind Sie ein Mischtyp.
- Die niedrigste Zahl bestimmt ihr Kontrastprogramm; diesen Geschmack mögen Sie am wenigsten.

Beispiel:

Spalte B ergibt 81 Punkte, Spalte F 79, Spalte D 22: Sie sind ein Mischtyp, genauer gesagt, ein Salz-Typ mit Umami und haben eine Abneigung gegen Bitteres.

Kombinationen richtig beurteilen

Schauen Sie sich zunächst die Hauptrichtung an, dann den zweiten Platz. Anhand der Beschreibungen in den einzelnen Kapiteln können Sie eine gute Hilfestellung für Ihr Essverhalten bekommen. Und es soll nicht mehr als eine Hilfestellung oder Leitlinie sein, niemals ein Dogma. Sie werden damit leichter zu Ihrem Instinkt zurückfinden als nur durch bloßes Probieren und bekömmlicher und gesünder essen als bisher.

DER MILCH-TYP

Mit der Urnahrung ins Schlaraffenland

Woran ich den Milch-Typ erkenne

Es ist nicht unbedingt nur die Vorliebe für Milch- oder Milchprodukte, an der man den Milch-Typ erkennt. Er bevorzugt bodenständige Hausmannskost ohne großen Anspruch auf Raffinesse. Auf sein Gegenüber wirkt er ebenso bodenständig, zurückhaltend und behäbig. Insgesamt verläuft bei Milch-Typen alles gemütlich bis langsam – ihre Sprache, ihre Bewegungen und auch ihr Denken: Nur nichts überstürzen.

Das Wesen des Milch-Typs

Menschen, die dem Milch-Typ zuzuordnen sind, fühlen sich oft wie beim Bungee-Jumping – wenn sich kurz vor dem Absprung die Frage stellt: Soll ich oder soll ich nicht? Der Konflikt, der beim Abstillen beginnt, bleibt Thema: Sicherheit auf der einen Seite – das Baby will an der Mutterbrust verharren, Freiheit auf der anderen – es will auch unabhängig werden. Milch-Typen tun sich in Entscheidungssituationen oft ihr Leben lang schwer und schwanken stets zwischen den Polen Sicherheit und Freiheit. Deshalb bringen sie sich leicht in Abhängigkeit von anderen und haben Mühe, selbstständig zu entscheiden oder zu leben. Sie können bestimmte Themen immer wieder hervorholen, darüber sinnieren und ohne große Veränderung an den alten Platz zurücklegen.

Milchiges in der Natur und in der Küche

Die Muttermilch stellt das erste Grundnahrungsmittel des Menschen dar, bald kommen aber auch andere Milcharten oder ein Milchersatz dazu. Im späteren Leben hat Milch dann nicht mehr die Wichtigkeit eines Grundnahrungsmittels, manche nehmen sie zum Beispiel nur mehr für den Kaffee.

Muttermilch ist ein vollwertiges Nahrungsmittel fürs Baby; besonders viele Vitalstoffe enthält die Vormilch, das Kolostrum. Dieses wird in den ersten Tagen der Milchbildung produziert und ist ein enorm kräftiger Immunbooster; sein hoher Säurewert hilft mit, das Kindspech, den ersten Stuhl des Neugeborenen, auszustoßen. Nach den ersten Tagen ändert sich die Zusammensetzung der Muttermilch, immunsteigernde Stoffe sind aber nach wie vor enthalten.

Rinderkolostrum kann auch später noch zugefüttert werden, wenn es zu wenig Muttermilch oder eine Schwäche der Immunabwehr gibt. In Kapselform hat sich Rinderkolostrum auch bei Erwachsenen als Immunstimulans bei verschiedenen Krankheiten bewährt.

Ich möchte hier betonen, dass das Stillen ein wichtiger Faktor für das Gedeihen des Kleinkindes ist – es gibt keinen gleichwertigen Ersatz, auch wenn das gelegentlich behauptet wird.

Die wichtigsten Nahrungsmittel dieser Kategorie

Milch ist untrennbar mit Fett und Eiweiß verbunden – deshalb müsste man korrekterweise vom Milch-Fett-Eiweiß-Typ sprechen. Hier finden sich natürlich Milch, sämtliche neutral schmeckenden Milchprodukte (auch Butter) und neutrale tierische sowie pflanzliche Fette bzw. Öle. Nahrungsmittel mit einem kräftigen Geschmack, etwa Parmesan oder andere würzig schmeckende Käsesorten, sind hingegen der Kategorie Umami zuzuordnen.

Empfehlungen für den Milch-Typ

Die Beschwerden wechseln

Milch-Typen haben nicht nur eine einzige Organschwachstelle. Charakteristisch ist das Wechselhafte ihrer Beschwerden, es sind Leiden, die sich von einer Stelle auf eine andere verlagern. Zum Beispiel wechseln Gelenksbeschwerden mit Rückenschmerzen. Das Hin und Her des Psychischen hat im Körperlichen sein Spiegelbild.

Praktischer Hinweis: Für den Milch-Typ ist es wichtig, sich den Zusammenhang zwischen Frust und nachfolgendem Essen zur Beruhigung der Nerven bewusst zu machen – und dann gegenzusteuern. Denn dieser Reflex ist die Basis für die Entwicklung von Fettsucht oder Bulimie. Schon Kinder müssen lernen, das Essverhalten von psychischen Lust- oder Frusterlebnissen abzukoppeln.

Das Essverhalten des Milch-Typs

Milch-Typen können eine besondere Vorliebe für Milch oder Milchprodukten haben, es ist aber keinesfalls ein Muss. In seltenen Fällen gibt es – im Sinne einer Ambivalenz – sogar das Gegenteil: Milch verursacht dann mitunter Ekel. Häufig vorhanden ist das Verlangen nach nahrhaften, pikanten und scharfen Speisen sowie das Verlangen nach Alkohol und warmen Getränken. Eine Abneigung gegen Fleisch und Süßigkeiten kann vorkommen.

Der richtige Umgang mit Nahrungsmitteln

Ein übermäßiger Konsum von Milch ist einzugrenzen – Milch ist keine Flüssigkeit, sondern ein vollwertiges Kraftnahrungsmittel, das gut eingespeichelt werden muss. Generell geht es für den Milch-Typ aber auch darum, Extreme, d. h. ein Zuviel zu vermeiden, beispielsweise bei Salz und Gewürzen sowie bei wärmenden Getränken wie Kaffee oder Alkohol.

Küchentipp – ein feiner Salat für den Milch-Typ

Der Milch-Typ sollte seine Gesamt-Eiweißmenge gering halten, ohne auf den Geschmack verzichten zu müssen; das gelingt mit diesem Vorspeisenrezept (für vier Personen) sehr gut.

Blattsalate mit Birnen und mildem Schimmelkäse schmecken hervorragend, sind leicht und gesund und geben dem Milch-Typ, was er braucht: Einen Viertelliter Weißwein mit einem Kaffeelöffel Honig, Salz, einer Vanilleschote und etwas Zimt aufkochen. Drei geschälte und in dünne Scheiben geschnittene Birnen eine Minute in die heiße Essenz geben (Zeit je nach Reife der Birnen variabel). 100 Gramm Dolcelatte in kleine Würfel schneiden. Blattsalate in eine Schüssel geben, den Birnensud mit etwas Öl versprudeln und auf den Salat geben, die Birnenspalten darauflegen und zuletzt die Käsewürfel darüberstreuen. Dazu eventuell ein kleines Stück Weißbrot genießen.

Tagesplan – Vorschläge

Morgens

- Milch oder Kakao, glutenarmes Gebäck
- weiches Ei, Frischkäse, Brot
- Mozzarella mit Basilikum, Brot
- Joghurt mit Nüssen
- Vanillecreme mit Reis

Mittags

- Cremespinat und Spiegelei
- Quarkstrudel mit Vanillesoße
- Spaghetti Carbonara

- Hühnerfrikassee
- Schweinsfilet und grüne Bohnen mit Rahm

Abends
- Rahmsuppe
- Gemüse, mit Käse überbacken
- Frischkäse mit Tomaten, Weißbrot
- Hartkäse mit Nüssen, warme Kartoffeln (statt Brot)
- Kürbiscremesuppe

Gesund Gewicht reduzieren und halten

Für den Milch-Typ ist abnehmen eine Herausforderung: Denn Speisen mit entsprechendem Milch- oder Fettanteil verfügen nicht gerade über wenige Kalorien.

Was man nicht tun sollte: Fettreduzierte Light-Produkte kaufen; diese enthalten diverse Chemikalien und schmecken meist auch „light".

Diätologen machen unterschiedliche Aussagen: Die einen empfehlen Light-Produkte, die anderen meinen, man sollte einfach weniger essen. Letzteres ist leicht umzusetzen, wenn man ein paar Tricks beachtet: Dem Milch-Typ geht es in erster Linie um den rahmig-sahnigen Geschmack, nicht um die Menge. Nimmt man statt eines ganzen Tellers Rahmsoße nur drei Löffel und kombiniert sie mit Salat oder Gemüse, hat man Genuss mit wesentlich weniger Nährwert. Man braucht keine Kalorien zählen, sondern kann ganz nach Gefühl vorgehen. Genießen Sie zum Beispiel Blattsalate mit Birnen und Dolcelatte (siehe Küchentipp Seite 39).

Ein spezielles Milch-Thema: Die Milch von heute – ein verborgener Krankmacher?

Milch will gut verdaut sein, aber schon Babys haben damit oft Schwierigkeiten. In der ersten Station, dem Mund, sollte sie gut eingespeichelt werden – sie ist also kein Getränk, sondern eine hochkomplexe Kraftnahrung, die gut gekaut werden muss. Genau das ist für ein Baby nicht begreifbar, es rinnt eben so schön und schnell hinunter, und dann macht es Bauchgrimmen.

Viele Erwachsene können Milch wegen eines Enzymmangels (Laktase) dann nicht mehr gut verdauen. Aber auch bei jenen, die über dieses Enzym verfügen, nimmt die Verträglichkeit in der letzten Zeit stark ab. Was kann schuld daran sein? Nun, es gibt eine Reihe von Vermutungen darüber, warum die als so gesund angepriesene weiße Flüssigkeit nicht mehr den Absatz findet, den die Industrie (und damit wären wir beim entscheidenden Schlagwort) gerne hätte – eine hat genau mit dieser industriellen Behandlung zu tun.

Warum die Milch heute anders ist

Um Milch als standardisiertes Produkt in Paketen verkäuflich zu machen, muss man ihr einen gleich bleibenden Fettgehalt aufzwingen; es darf sich also kein Rahm absetzen, wie das früher normal war. Zu diesem Zweck wird die Milch durch Mikrofilter gepresst, wobei die einzelnen Teilchen verändert, besser gesagt, zerstört werden. Technisch heißt das Ganze Homogenisieren. Allerdings ist die dabei entstehende Flüssigkeit für den Magen schwer verdaulich, und – das also ist des Pudels Kern – nur ein sehr robuster Magen hält das eine Zeitlang aus. Wenn das Getränk dann noch in der Mikrowelle erhitzt wird, verstärkt sich dieser Effekt, denn dadurch werden Eiweißmoleküle ramponiert. Am besten, Sie schenken Ihr Mikrowellengerät einem Feind, oder, falls Sie christlich handeln wollen, Sie entsorgen es einfach.

Ein Tiroler Bauer zur heute produzierten Milch:
„Die Milch is a Leich" (eine Leiche).

Was tun, wenn Sie gesunde Milch trinken wollen?

Hier ist guter Rat teuer: Eine eigene Kuh oder zumindest ein Bauernhof mit Kühen in der Nähe, wo man frische, eventuell pasteurisierte Milch bekommt – das wär's zwar, ist aber meist nicht vorhanden.

Plan B heißt: Möglichst naturbelassene Milch von anderen Tierarten kaufen, also von Schaf, Ziege etc. Ein Kuriosum ist Kamelmilch, die es mittlerweile in einzelnen europäischen Ländern zu kaufen gibt – sie soll u. a. gut für Diabetiker sein.

Da der Organismus des Erwachsenen Milch für eine ausgewogene Ernährung nicht mehr unbedingt benötigt, kann man auch ganz darauf verzichten – oder den Konsum zumindest sehr einschränken: Etwas Sahne für den Kaffee reicht vielen ohnehin.

Für den klassischen Milch-Typ ist nicht homogenisierte Kuhmilch meist lebenslang verträglich, obwohl ein Erwachsener gut ohne Milch als Getränk auskommt. Auch wer Käse isst, nimmt ausreichend Kalzium und andere Minerale mit der Nahrung auf.

Pflanzenmilch statt Kuh & Co

Auch Pflanzenmilch bietet einen mehr oder weniger guten Ersatz, Sojamilch kann man allerdings nicht unbedingt empfehlen (siehe Seite 112). Meist gut vertragen werden Reis- oder Hafermilch. Auch Kokosmilch schmeckt vielen, sie ist ein passabler Ersatz, sollte jedoch mit Wasser verdünnt werden. Eine österreichische Erfindung ist die Hanfmilch. Sie wird durch ein spezielles Verfahren aus Hanfkörnern gewonnen und besitzt eine Reihe von gesundheitsfördernden Eigenschaften – und hat nichts mit Haschisch zu tun.

Leider haben einige Milchersatzprodukte einen Pferdefuß – sie enthalten Zusatzstoffe oder Emulgatoren. Nehmen Sie also beim Einkaufen eine Lupe mit – das Kleingedruckte ist meist das Wichtigste!

Der spezielle Tipp: Viele Kinder haben eine Abneigung gegen Milch, lieben aber Kakao oder Trinkschokolade. Wenn Milch nicht verträglich ist, empfehle ich als Basisgetränk folgende Alternative: verdünnte Kokos- oder Hanfmilch mit Kakao oder Schokolade, zum Süßen Stevia statt Zucker.

Entsprechungen in Homöopathie und Naturheilkunde

Milchmittel in der Homöopathie

Von der Kuhmilch über die Ziegenmilch bis zur Hunde- oder Katzenmilch – in der Homöopathie werden die verschiedensten Milcharten verwendet. Milchmittel-Patienten verbindet ihr instinktives Verlangen nach einer Bindung zu einem Partner oder zu einem anderen nahestehenden Menschen. Alleine halten sie es schwer aus im Leben. Körperliche Bezüge gibt es zum Bewegungsapparat, den Hormonen und dem Verdauungstrakt.

Calcium carbonicum in der Homöopathie

Nachdem Milch viel Kalzium enthält und Analogien zwischen Milch und Kalzium auch in der Heilkunde bestehen (zum Beispiel bei der Osteoporosebehandlung), soll Calcium carbonicum, der Austernschalenkalk, hier behandelt werden.

Calcarea Hahnemanni – dieses Präparat aus der Schale der Auster wurde von Samuel Hahnemann in die Homöopathie eingeführt. Interessant ist die Parallele zwischen dem Neugeborenen, das aus dem Schutz der Gebärmutter ins Leben tritt, und der Auster, deren Kalkschale dem Tier im Inneren

Schutz bietet. Die Idee, die hinter Kalzium steht, ist die Starre, Härte und Unbeweglichkeit einer Auster.

Das Porträt des Kalzium-Patienten

Calcium carbonicum zählt zu den großen Mitteln der Homöopathie. Die Eigenheiten des Kalzium-Menschen kann man gut am Kleinkind erkennen, an dessen Bedürfnis nach Sicherheit und an der Angst vor Neuem – ein Thema der Entwicklung im ersten Lebensjahr. Das Kalzium-Kind ist ein dickliches Kerlchen, das am Schoß der Mutter sitzt wie ein Pudding am Teller. Kalzium-Säuglinge und -Kleinkinder sind eher verfroren, etwas schwammig und bequem.

Der erwachsene Kalzium-Mensch hat mehr oder weniger Ähnlichkeit mit dem jungen – er erweckt oft den Eindruck, unbeholfen und ein „großes Kind" zu sein und ist anlehnungs- und hilfsbedürftig. So wie die Auster ihre Schale benötigt, braucht auch er eine Schutzhülle.

Anfälligkeiten

Schwachstelle Nummer eins sind die Knochen, die ja aus viel Kalzium bestehen. Aufgrund der körperlichen Trägheit kommt es oft früh zu Beschwerden, die den Bewegungsapparat betreffen, Hauptangriffspunkte sind Beine und Rücken. Durch den mangelnden Fettabbau leidet auch der Stoffwechsel.

Essverhalten und Esstipps

Das Essverhalten entspricht dem des Milch-Typs. Außer maßvollem Genießen muss der Kalzium-Mensch lernen, sich regelmäßig zu bewegen, sonst kann es passieren, dass er wirklich stark adipös wird. Bewusst zu einer Portion Gemüse zu greifen, statt Milchprodukte oder Süßes zu essen – das sollte der Kalzium-Mensch regelmäßig praktizieren.

Calcium phosphoricum in der Homöopathie

Kalziumphosphat ist ein wichtiger Stoff zum Aufbau von Knochen und Bindegewebe. Ein Mangel an Mineralstoffen war früher Thema, heute leiden wir an einem Überfluss an Chemikalien und an einem versteckten Mangel an wichtigen Spurenelementen – eine verrückte Welt.

Das Porträt des Calcium-phosphoricum-Patienten

Beim Kleinkind sehen wir ein waches, lebendiges und neugieriges Wesen. Der Homöopath Dr. Wilhelm Heinrich Schüßler beobachtete beim Mangel an Kalziumphosphat hingegen folgendes Bild: blasse, nervöse Kinder, die an Rachitis, erschwertem Zahnen und Wachstumsstörungen leiden, weiters an Appetitmangel, schwacher Verdauung, Nervosität und unruhigem Schlaf, sie haben weiche Fingernägel und neigen zu Fieber mit Beschwerden im Hals-Nasen-Ohren-Bereich. Das Kalziumphosphat-Kind im Schulalter erinnert an den Struwwelpeter, vor allem in Hinsicht auf sein Essverhalten.

Kalziumphosphat-Erwachsene stehen oft im Zwiespalt zwischen dem schwerfälligen Kalk und dem dynamischen Phosphor. Für sie geht es um die Kunst, das Leben in Balance zu halten und von beiden Aspekten das Beste herauszunehmen.

Anfälligkeiten

Anfällig gegen Beschwerden sind der Rücken und die Wirbelsäule, es besteht auch eine Empfindlichkeit gegen Kälte und den Winter. Im Sommer wird alles besser.

Essverhalten und Esstipps

Charakteristisch für Kalziumphosphat-Menschen ist das Verlangen nach Speck, Schinken, pikanter Wurst, Schweinefleisch, Geräuchertem sowie nach Teigwaren. Natürlich sollten deftige, fette und geräucherte Speisen nur maßvoll genossen werden, sonst winkt der Körper heftig mit dem Zaunpfahl – ein Gichtanfall tut verdammt weh.

Silicea in der Homoöpathie

Silicea, die Kieselsäure, hat viele Ähnlichkeiten zu den Kalziumverbindungen – auch, was die Aufgaben im Körper anbelangt, deshalb habe ich sie hier eingereiht. Beim Menschen ist sie wichtig für den Aufbau der Knochen, Nägel und Schleimhäute sowie von Haut und Haar.

Silicea kommt in der Natur überall dort vor, wo Stütze und Struktur notwendig sind: im Kieselschwamm, Schachtelhalm und im hoch wachsenden Bambus beispielsweise. Als Silizium ist es in der grauen Erdrinde zu gut 27 Prozent vertreten, man kann es aber auch als prächtigen Bergkristall bewundern.

Das Porträt des Silicea-Menschen

Der erste Eindruck, den man von einem Silicea-Menschen hat, lässt sich so zusammenfassen: empfindlich, zerbrechlich und ängstlich. Eine ganz spezielle Angst ist seine Angst vor Nadeln bzw. vor einem Nadelstich. Im übertragenen Sinn hat der Silicea-Mensch vor jeder kleinen Stichelei, vor jedem Angriff übermäßige Angst.

Das Silicea-Kind ist reduziert, schlaff, verfroren, runzlig und schwach. Das klingt nicht sehr schmeichelhaft, aber nach der Gabe von Silicea als Konstitutionsmittel blühen diese Kinder auf, sie erhalten Stabilität und Energie.

Der Silicea-Erwachsene zeigt das kindliche Muster, wobei er psychische Schwächen unterschiedlich kompensiert. Im Grunde ist er ängstlich und unsicher mit vielen Selbstzweifeln, die ihm Entscheidungen erschweren. Wird er in die Enge getrieben, reagiert er mit Starrheit oder totaler Ablehnung.

Anfälligkeiten

Bindegewebe, Haut, Haar und Bewegungsapparat sind schwächlich. Mitunter hilft es, wenn Silicea-Menschen Kieselerde in Rohform als Nahrungsergänzung zu sich nehmen – als potenziertes Mittel wirkt es natürlich intensiver. Für den Rücken, der ja einen wunden Punkt des Silicea-Menschen darstellt, ist regelmäßige Bewegung wichtig, sie hilft auch vorbeugend gegen Osteoporose.

Essverhalten und Esstipps

Der Silicea-Mensch nimmt nur kleine Mengen zu sich, ist wählerisch und schnell satt. Gerne mag er kalte Speisen und Getränke, speziell Rohkost, Brot und Eier. Ansonsten hat er ähnliche Vorlieben wie der Calcium-phosphoricum-Mensch. Warmes oder Heißes lehnt er eher ab.

Silicea-Kinder schlecken mitunter Kreide, Kalk oder andere unverdauliche Sachen. Milch oder Muttermilch vertragen sie nicht gut.

Weil Silicea-Menschen zu eintönigem Essen neigen, besteht die Gefahr, dass sie nicht genügend Vitamine und Spurenelemente aufnehmen. Auf Abwechslung achten und dabei regelmäßig Obst und Gemüse essen, ist ihnen dringend zu raten.

DER SÜSS-TYP
Überfütterung und Unterernährung

Woran ich den Süß-Typ erkenne

Da er gerne nascht und süße Speisen isst, ist der Süß-Typ an seinem Essverhalten leicht zu erkennen. Süßes ist sein Elixier und auch sein Schicksal, wobei es sehr darauf ankommt, welche Art von Zucker er konsumiert.

Das Wesen des Süß-Typs

Beim Süß-Typ steht die Neigung zum süßen Leben – auch im übertragenen Sinn – im Vordergrund: sich's gut gehen lassen, bequem herumliegen, fernsehen, passiv genießen oder „sich Sachen geben", die so leicht ins Hirn gehen wie der Zucker ins Gewebe. Süß-Typ-Menschen bevorzugen Aktivitäten, die Spaß machen und möglichst wenig Anstrengung erfordern. Ausdauer oder Durchhaltevermögen sind für sie Fremdworte.

Die Neigung zu anderen Süchten ist latent vorhanden, vor allem, wenn es dem Süß-Typ an Süßem mangelt. Er ist meist schwankend in seinem Wesen wie der Sanguiniker.

Süß-Typ-Kinder kompensieren Frust oft durch Naschen; Liebe und Zuwendung können hier freilich gegensteuern.

Süßes in der Natur und in der Küche

Zucker, das ist eigentlich ein angenehmes Thema, denn wer mag nicht gerne Süßes? Leider ist herkömmlicher Zucker eine raffinierte Substanz und nicht gerade gesund – dabei enthalten heute viele Lebensmittel den Süßmacher – auch viele Getränke. Und gerade diese versteckten Zucker sind ein Risikofaktor!

Naschen als Gesundheitsthema ist ein Dauerbrenner – die einen lehnen es vehement ab, die anderen vertreten tolerantere Ansätze mit eingeschränkten Empfehlungen. Um sich hier einigermaßen zurechtzufinden, muss man allerdings klären, über welchen Zucker man in diesem Zusammenhang diskutiert: Gute Süßmacher sind Honig und Vollrohrzucker sowie natürliche Zuckerersatzstoffe wie Stevia oder Birkenzucker. Bei Naschwaren ist zu beachten, dass sie außer Zucker eine Fülle von nicht immer gesunden Chemikalien enthalten. Raffinierter Zucker ist eine tote Substanz, die weder Vitamine noch andere gesunde Stoffe, sondern nur leere Kalorien enthält.

Mineralstoffe im Süßen

Im Vollrohrzucker finden sich vor allem Kalium, Phosphor, Magnesium und Kalzium. Die Unterschiede im Mineralstoffgehalt der einzelnen Zuckerlieferanten sind beachtlich:

Mineralstoffe	im Industriezucker	im Honig	im Vollrohrzucker
Kalium	2–3	50	600–1000
Phosphor	0,3	5–18	20–100
Magnesium	0,2	1–6	50–120
Kalzium	0,6	5	40–110
(Angaben in Milligramm pro 100 Gramm)			

Selbstverständlich ist die Süße im Obst und anderen Nahrungsmitteln die Gesündeste, vor allem, wenn das Obst nicht künstlich gereift, sondern bereits reif geerntet wurde.

Die wichtigsten süßen Nahrungsmittel
Reifes Obst, aber auch Gemüse wie Karotten oder Tomaten, weiters Honig, Zucker und Zuckerersatzstoffe wie Stevia oder Birkenzucker bringen Süße auf unsere Teller.

Glück und Glyx – individuell und nicht das Maß aller Dinge

Nach dem Genuss von süßen Nahrungsmitteln kann unser Stoffwechsel wegen der Ausschüttung von Insulin Kapriolen schlagen – das bemerken wir auch körperlich, vor allem durch Schwäche und Heißhunger auf Süßes.

Um die gesundheitliche Wirkung von kohlenhydrathaltigen Lebensmitteln (und Zucker ist ein Kohlenhydrat!) auf den Blutzucker fassbar zu machen, hat man in den Achtzigerjahren des vorigen Jahrhunderts den glykämischen Index (Glyx oder GI) eingeführt. Er gibt die blutzuckersteigernde Wirkung von Lebensmitteln an, wobei Traubenzucker mit der Zahl 100 als Referenzwert gilt.

Der glykämische Index einiger Lebensmittel

Gemüse, durchschnittlich	10–20
Milch	30
Schokolade	20–50
Misch-, Roggen-, Vollkornbrot	40–70
Weißmehlgebäck	70–80
Kartoffelchips, Pommes frites	80–90

Eine weitverbreitete Botschaft lautet: Ein glykämischer Index von über 50 ist „furchtbar", Lebensmittel mit einem derart hohen Wert sollte man nicht essen. Strenge Diäten wurden auf dieser Erkenntnis aufgebaut – wie neue Forschungen zeigen, stimmt das so aber nicht!

Der glykämische Index wurde jahrzehntelang als absolute Größe angesehen. Man muss aber bedenken: Bei Mischungen von mehreren Lebensmitteln verhalten sich die Werte nicht einfach linear – und wer isst schon nur ein einziges Lebensmittel? Neue, von einer israelischen Gruppe durchgeführte Forschungen zeigen, dass der glykämische Index von Lebensmitteln nur bei einem Drittel der Versuchspersonen so wirkt, wie man das bisher angenommen hat, sondern sich in Abhängigkeit zur Darmflora relativ und individuell verhält.

Müde und schwach – achten Sie darauf, was Sie essen!
Schalten Sie Ihre Beobachtung ein: Wenn Sie nach einer Mahlzeit schnell müde oder schwach werden, weist das auf eine rapide Beeinflussung des Blutzuckerspiegels hin, der glykämische Index der Lebensmittel auf Ihrem Teller tut dann offenbar das Seine. Sie sollten sich die Zusammensetzung Ihrer Mahlzeit genauer anschauen!

Empfehlungen für den Süß-Typ

Risikofaktor Zucker

Zucker ist für alle Körpergewebe ein Risikofaktor: Es beginnt schon bei den Zähnen – mit der Neigung zu Karies. Weiter geht's mit dem Magen-Darm-Trakt, der leicht durch süßen Ballast verklebt wird und dadurch einen Nährboden für Pilze bildet. Auch die Bauchspeicheldrüse ist ein Angriffspunkt.

Sie kann durch zu viel Zucker überfordert werden – mit der Produktion von Verdauungssäften und auch von Insulin.

Akut gibt es beim Süß-Typ eine verstärkte Entzündungsneigung durch den erhöhten Blutzuckerspiegel.

Praktischer Hinweis: Kein anderer Rohstoff ist so abhängig von der Dosierung wie Zucker. Verwenden Sie unbedingt gesunde Zuckerarten statt Industriezucker, aber auch von diesen so wenig wie möglich!

Das Essverhalten des Süß-Typs

Abgesehen von dem oben beschriebenen Verlangen nach Süßem neigt der Süß-Typ zu einigen anderen, nicht gerade gesunden Verhaltensweisen: Er liebt es, zwischendurch irgendetwas zu essen oder zu trinken. Um seine Energien aufzufüllen, braucht er Kaffee, süße oder alkoholische Getränke. Da Süßes den Appetit hemmt und der Magen „voll" meldet, bleibt meist nicht viel Platz für gesundes Essen.

Der richtige Umgang mit Süßem

Naschen ist wie Fernsehen – ohne sich anzustrengen zieht man sich etwas hinein, das sofort ins Blut geht und nach immer mehr verlangt. Deshalb konsumiert der Süß-Typ oft zu viele Kalorien, ist aber andererseits unterversorgt mit Vitaminen und Mineralien – was langfristig krank macht.

Die Regel lautet: Alles Süße aus der Fabrik meiden, Süßes aus der Natur richtig dosieren. Und die Kombinationen mit anderen Geschmäckern genießen – zum Beispiel Lebensmittel, die bitter, sauer und süß schmecken wie die Grapefruit.

Leider hat der echte Süß-Typ ein Leben lang das Potenzial, süchtig zu werden. Dieses starke Suchtpotenzial gibt es bei keinem anderen Esstyp und wird bereits in der frühen Kindheit ausgebildet: Da Muttermilch süßlich schmeckt, ist dies der Einstieg zu allen anderen süßen Genüssen. Ein

Bonbon als Belohnung ist in Wirklichkeit eine Strafe – denn damit wird die Basis zur Süßsucht gelegt.

Die einzige Möglichkeit, nicht in die Suchtspirale zu fallen, klingt brutal, ist aber einfach umzusetzen: Nie zwischendurch naschen! Nie gedankenlos etwas Süßes essen. Nur natürliche Zuckerquellen (Obst, Trockenfrüchte, Nüsse etc.) zu sich nehmen und dabei auf einen möglichst geringen Zuckergehalt achten.

Küchentipp

Gesund und süß, obwohl sie kaum Zucker enthält – das ist die Tomate. An sich ist sie ein giftiges Nachtschattengewächs, ähnlich der Kartoffel, die Früchte sind botanisch gesehen eigentlich Beeren. Tomaten enthalten Lycopin – ein Pigment, das für die rote Farbe verantwortlich ist. Besonders hoch ist der Gehalt in gekochten, reifen Tomaten, sprich im Tomatenmark. Lycopin dürfte bei regelmäßiger Einnahme das Risiko für Prostatakrebs deutlich verringern. Fenchelgemüse mit einer leichten Tomatensoße ist ein gesundes und leckeres Gericht – und süß ohne Zucker.

Tagesplan – Vorschläge

Morgens

- Obst in isolierter Form
- Melone mit Rohschinken
- Apfelkuchen
- Milchreis mit Kompott
- Erdbeermarmelade, Mischbrot

Mittags

- Kaiserschmarren mit Kompott
- Tomatensalat
- Süßsaure Hühnerbrust, Nudeln

- Ente mit Orangensoße, Reis
- Gebackener Kürbis, Joghurtdip

Abends

- Spinat marokkanisch (mit Rosinen, Pignoli)
- Zucchinisalat mit Schafkäsewürfeln
- Tomatencremesuppe
- Pastinakenschaumsuppe
- Quinoa mit gekochtem Fenchel, Cashewnüsse

Gesund Gewicht reduzieren und halten

Ein Zuckerersatz, der schon seit Jahrhunderten verwendet wird, ist Stevia, das Süßkraut aus Paraguay. Der Aufguss der Pflanze schmeckt grasig, deshalb empfehle ich Tabletten oder flüssige Konzentrate. Der extrahierte Extrakt ist als E 960 im Handel erkennbar. Die Dosierung des Naturstoffes mit kleinen Schwankungen in der Süße ist manchmal schwierig; es empfiehlt sich, mit einigen Tropfen zu beginnen und dann zu steigern, bis der gewünschte Süßungseffekt vorhanden ist. Bei einem Zuviel schmeckt alles leicht bitter, wobei dieser bittere Nachgeschmack eine Zeitlang anhält.

Ein weiterer Ersatzzucker ist Xylit, Birkenzucker. Er verfügt über einen glykämischen Index von 8, hat also einen geringen Einfluss auf den Blutzucker. Birkenzucker schmeckt neutral, ist einfach in der Handhabung, wirkt gegen Karies und ist ebenso wie Stevia auch für Diabetiker geeignet. Aber Achtung: Birkenzucker ist für Haustiere schon in geringer Dosis tödlich!

Ein spezielles „süßes" Thema: Obst – immer gesund?

Gärung – das Risiko aller süßen Speisen

Im Allgemeinen gilt Obst als gesund – nur als gesund. Dass man sich damit auch betrunken machen kann, zeigt folgende Geschichte: Meine Frau und ich sind mit dem Missionsarzt zu einem feucht-fröhlichen Dorffest im Waldgebiet von Togo in Westafrika geladen. Es herrscht eine sehr euphorische, ja geradezu „rauschige" Stimmung. Der Missionsarzt erklärt: Die Menschen, die hier so ausgiebig feiern, haben schon drei Tage vor dem Fest massenhaft Obst gegessen. Durch den Zuckergehalt des Obstes, die süßen Säfte und andere Kohlenhydrate kommt es im Darm zur Gärung – wie wenn man Obst in der Sonne stehen lässt. Im Körper bildet sich minderwertiger Alkohol, was die Stimmung auf dem Fest erklärt: Auch innen produzierter Fusel macht betrunken. Obst enthält Zucker, Zucker kann gären – und das wurde in diesem Fall bewusst genutzt.

Die Beschwerden bei Gärung im Darm

Wenn Obst also in großen Mengen oder auch abends konsumiert wird, kann sich einiges in unseren Gedärmen abspielen. Die Gärung im Dünndarm erzeugt Giftstoffe, die von der Leber neutralisiert werden müssen. Gärt es im Darm ständig, kommt es zu eigenartigen Zuständen, deren Ursache bei einer ärztlichen Diagnostik oft nicht erkannt werden: Müdigkeit, Stimmungsschwankungen, Verdauungsprobleme mit Blähungen und weichem Stuhl, vermehrtes Schwitzen und das Gefühl des Unwohlseins treten auf. Oft sind die normalen Darmbakterien reduziert, und Pilze wuchern in der Schleimhaut.

Der Esstipp für den Obstliebhaber

Obst ist am gesündesten, wenn es reif geerntet und sofort gegessen wird. Isst man es isoliert und kaut es gut, ist es am leichtesten verdaulich. Am besten nimmt man es als Frühstück oder als Mittagessen zu sich, weniger verträglich ist es abends – wegen der Gefahr der Gärung. Die Kombination aus Obst und Müsli oder Milcheiweiß kann ebenfalls zur Gärung führen, ein Fruchtjoghurt ist also nicht gerade leicht verdaulich.

Noch ein spezielles „süßes" Thema: Candida – heute schon normal?

Überall dort, wo es etwas Süßes gibt, nisten sich gerne Bakterien und Pilze ein – eine Konditorei ist ein Eldorado für einen Pilz, der sich in unserem Darm, aber auch in anderen Organen, zum Beispiel der Haut, wohlfühlt: Candida albicans ist der wichtigste Hefepilz. Er gelangt durch die Ernährung in den Verdauungstrakt – findet er dort gute Lebensbedingungen, vermehrt er sich stark und stört die Aufschließung des Speisebreis. Bei einem geringen Pilzbefall sind die Beschwerden meist minimal, sodass ein Befund nicht als krankhaft eingestuft wird. Bei einem starken Befall kann es zu heftigen Beschwerden kommen: Blähungen, Völlegefühl, Unverträglichkeit vieler Speisen, allgemeiner Schwäche und Unwohlsein. Behandlungsmöglichkeiten sind die chemische Ausrottung der Pilze und eine strenge Diät. Diese Maßnahmen sind allerdings nur bei einem massiven Befall anzudenken und führen zudem selten zu einem befriedigenden Langzeiterfolg.

So bekämpfen Sie Candida langfristig

- Machen Sie keine strenge Diät, lassen Sie lediglich weg, was Pilze ernährt: Zucker, Obst, Alkohol, Milch, Vollkornprodukte.
- Führen Sie eine Darmsanierung im Sinn der Mayr-Kur oder Ähnliches durch.
- Nehmen Sie Antioxidantien und biologische Präparate zu sich, die die Gärung hemmen.
- Setzen Sie homöopathische Mittel gegen die Beschwerden ein.
- Essen und trinken Sie typgerecht (aber richtig!).

Entsprechungen in Naturheilkunde und Homöopathie

Honig, die gesunde Süße

Honig ist mehr als Zucker, er ist ein komplexes Wunder der Natur mit vielen gesundheitsfördernden Bestandteilen – eine Apotheke für sich. Honig enthält im Gegensatz zum Industriezucker eine Fülle von Mineralstoffen, Vitaminen, Enzymen, Aminosäuren und Spurenelementen. Lediglich eine negative Seite sollte man beachten: Kinder unter einem Jahr sollten Honig nicht bekommen – sehr vereinzelt kann darin Clostridium botulinum vorkommen, ein Erreger, den die Darmflora des Babys nicht bekämpfen kann.

Apis mellifica in der Homöopathie

Das homöopathische Mittel Apis mellifica wird aus Bienengift hergestellt. Es zählt zu den alten, bewährten Heilmitteln.

Das Porträt des Apis-Patienten

Der Apis-Mensch ist fleißig wie die Biene und gutmütig, nur bei wirklicher Bedrängnis wird der Stachel eingesetzt. Er ist umsichtig und kommunikativ – ein Familienmensch, der gern für alle da ist (viele Frauen sind Apis-Menschen). Sein Ehrgeiz lässt ihn manchmal vergessen, dass er auch Ruhepausen braucht – und auch Zeit für sich selbst oder seinen Partner. Sex ist für ihn hauptsächlich in der Pubertät wichtig, nach ein paar Ehejahren nicht mehr unbedingt.

Anfälligkeiten

Der Apis-Mensch hat bei zu wenig Bewegung eine Neigung zu Verstopfung und zu Blut- und Lymphstau in Armen und Beinen. Apis-Kinder haben leicht Halsschmerzen und Fieber.

Essverhalten und Esstipps

So wie die Biene mit dem Blütennektar zufrieden ist, genügt dem Apis-Menschen eine einfache Nahrung; interessanterweise gibt es kein ausgeprägtes Verlangen nach Süßem. Er hat gern Milch, kalte Speisen und Kohlenhydrate. Durst hat er selten.

Bei ihm muss alles schnell gehen, zumindest beim Essen wäre es aber gut, das Tempo zu reduzieren. Schon bei Kindern sollte man darauf achten, dass sie nicht zu schnell essen, nebenbei etwas anderes machen oder fernsehen. Hier muss man so früh wie möglich gegensteuern.

DER KOHLENHYDRAT- ODER NEUTRALE TYP

Kalium und Kraft

Woran ich den Kohlenhydrat-Typ erkenne

In den meisten Fällen erkennt man den Kohlenhydrat-Typ ganz einfach an seinem Essverhalten: Er hat eine Vorliebe für jede Art von Nudeln, Brot oder andere, nicht vordergründig süße Kohlenhydrate. Kohlenhydrat-Typen tun sich schwer, auf ihr geliebtes Gebäck oder auf eine Sättigungsbeilage zu verzichten, lieber lassen sie das Fleisch stehen als die Nudeln.

Das Wesen des Kohlenhydrat-Typs

An oberster Stelle stehen für den Kohlenhydrat-Typ Ordnung und Verstand; wenn etwas von seinen Vorstellungen abweicht, kann er enorm stur und starr reagieren – für ihn gibt es nur alles oder nichts. Emotionen sind lediglich am Rande vorhanden und werden vom Verstand unterdrückt. Diskussionen über diverse Themen sind mit Kohlenhydrat-Typen kaum zu führen, da sie Dinge, die für sie richtig sind, nicht zur Diskussion oder in Frage stellen.

Das gesamte Leben sollte möglichst in geregelten und oft sehr engen Bahnen verlaufen, das gibt Halt und Sicherheit. Kohlenhydrat-Typen lieben Routine und empfinden größere Abweichungen als Belastung, sie können ihnen unter Umständen auch Angst einflößen. Um keine Unsicherheit zu zeigen, wollen Kohlenhydrat-Typen ihrer Umgebung davon aber nichts erzählen, und so wird ihr Schlaf meist nach Mitternacht unruhig und durch Träume gestört. In Summe haben sie es mit sich und ihrer Umwelt nicht einfach.

Kohlenhydrate in der Natur und in der Küche

Jeder, der einmal eine Zeitlang auf Brot, Reis oder Nudeln verzichtet hat, kennt das Gefühl, mit dem man vom Essen aufsteht – irgendwie unbefriedigt. Nicht umsonst heißen diese Speisen in der Gastronomie Sättigungsbeilagen. Das Gegenteil einer kohlenhydratreichen Ernährung ist eine Low-Carb-Diät.

Das K steht hier auch für Kalorien – Kuchen und Brot haben bei gleichem Gewicht etwa zehnmal so viel davon wie die meisten Gemüsesorten. Es ist eine Binsenweisheit, dass Bäckereiwaren oder Pommes frites keine Schlankmacher sind, sondern „abgearbeitet" werden wollen.

Um den Energiehaushalt unseres Körpers zu decken, ist die Zufuhr von Kohlenhydraten allerdings unerlässlich. Denn unser Bedarf an Kohlenhydraten ist beachtlich – allein das Gehirn verbraucht pro Tag etwa hundert Gramm. Zu den Kohlenhydraten zählen die verschiedensten Zuckerarten, vom Fruchtzucker bis zum Milchzucker, weiters Stärke und seine Speicherform, das Glykogen. Allen gemeinsam ist, dass sie schnell Energie liefern können. Als Kohlenhydrat-Typ bezeichne ich jenen Menschen, für den Kohlenhydrate ein besonderes Labsal und unverzichtbar sind.

Die wichtigsten kohlenhydrathaltigen Nahrungsmittel

Die Kohlenhydratgruppe ist die umfangreichste Gruppe unter den Lebensmitteln, auch in der Fünf-Elemente-Lehre kommen Kohlenhydrate bei jedem Element vor. Ein großer Teil zählt zu den Grundnahrungsmitteln – Getreide und Reis zum Beispiel, also Nahrungsmittel mit wenig Eigengeschmack. Man könnte sie deshalb auch als „neutrale" Nahrungsmittel bezeichnen, ebenso wie die unter Naturheilkunde beschriebenen Gräser.

Da Kohlenhydrate in einer großen Anzahl unterschiedlichster Nahrungsmittel – von der Kartoffel bis zum Obst, von der Milch bis zum Vollkornbrot – vorkommen und deshalb in fast allen Speisen enthalten sind, kann es nie zu entsprechenden Mangelerscheinungen kommen. Ich möchte meine Ausführungen auf diejenigen Kohlenhydrate beschränken, die besonders interessant sind. Das sind zunächst die so genannten Ballaststoffe.

Ballaststoffe – wirklich nur Ballast?

Der Begriff „Ballaststoffe" stammt aus jener Zeit, in der man über diese Stoffe nur wusste, dass sie nicht verdaut, sondern in gleicher Form wieder ausgeschieden werden.

Ballaststoffe im Überblick

- wasserlösliche Ballaststoffe = Quellstoffe: Pektine, Pflanzengummi, Gel aus Algen
- wasserunlösliche Ballaststoffe = Füllstoffe: Zellulose, Lignin

Ballaststoffe geben Pflanzen Halt und so etwas wie ein Gerüst; im Mund empfinden wir sie mehr oder wenig als holzig.

„Essen Sie viel Obst und Gemüse!" – Diese Empfehlung beruht auf der Annahme, dass Vitamine und Ballaststoffe besonders wichtig und gesund seien. So grob vereinfacht stimmt das leider nicht.

Kleie, Leinsamen, Vollkornprodukte, „holzige" Obst- und Gemüsesorten sind Nahrungsmittel mit einem hohen Ballaststoffanteil. Allerdings werden unsere Geschmacksempfindungen manchmal hinters Licht geführt – eine Ananas fühlt sich ziemlich holzig an, hat aber nur ein Prozent Ballaststoffe und besteht wie die meisten Obstarten überwiegend aus Wasser.

Eine Sonderstellung nimmt die Kartoffel ein – ihre Ballaststoffe bestehen vor allem aus Stärke (etwa 17 Prozent Kohlenhydrate), den Rest machen Wasser, ein bisschen Eiweiß, Vitamine und Mineralstoffe aus. Kartoffeln gelten als gesund, was aber in erster Linie mit der Zubereitung zu tun hat: Gesund sind sie dann, wenn sie gedünstet wurden und man sie isoliert als Hauptmahlzeit isst. Die Stärke der Kartoffel wird nur zu einem Teil im Dünndarm verarbeitet, der unverdaute Anteil geht weiter in den Dickdarm. Diese resistente Stärke soll gut für die Darmgesundheit sein – wirklich genau weiß man darüber nur sehr wenig. Die Kombination aus Kartoffeln mit anderen Gemüsen oder Fleisch kann in Summe ziemlich schwer verdaulich sein, man sollte hier unbedingt auf seinen Körper hören.

Die Verträglichkeit von Ballaststoffen

Theoretisch werden Ballaststoffe in unserem Speiseangebot positiv bewertet – dass man sie schlecht vertragen kann, zeigt aber die Praxis. Aus vielen Beobachtungen lässt sich ableiten: Ihre Verträglichkeit ist individuell und sehr unterschiedlich. Wer Kohl gut verträgt, muss nicht unbedingt auch Äpfel gut vertragen. Die häufigsten Störempfindungen, die auf eine Unverträglichkeit von Ballaststoffen hinweisen, sind ein harter Bauch, ein unangenehmes Völlegefühl und Blähungen.

Einer der wichtigsten Aspekte der Ernährungspraxis
Es macht einen Riesenunterschied, ob man nur ein einziges Nahrungsmittel isst oder ob man zwei oder mehrere Nahrungsmittel zu einem Gericht verarbeitet – da gelten die Empfehlungen für einen Rohstoff allein nicht mehr!

Kohlenhydrate oder Ballaststoffe sind also nicht unbedingt für jeden und immer gesund. Ein klassisches Beispiel für eine schlechte Verträglichkeit ist die Mischung verschiedener Obstsorten mit Getreide und Joghurt.

Jeder Teil für sich mag gesund sein – die Mischung aus Kohlenhydraten mit Milcheiweiß und Zucker macht das Ganze zu einem Gemisch, das im Darm Gärung verursacht (siehe auch im Kapitel über den „Süß-Typ").

Versuchen Sie herauszufinden, welche Ballaststoffe Sie gut vertragen und welche nicht, indem Sie ein Nahrungsmittel allein testen – zum Beispiel Kohl oder Kartoffeln.

Die Vorteile der Ballaststoffe sind, so vermutet man, ein positiver Effekt auf den Fett- und Kohlenhydratstoffwechsel sowie auf die Darmflora. Ob Dickdarmkrebs durch sie verringert wird, bleibt abzuwarten.

Kalium in Kohlenhydraten

Interessant sind Kohlenhydrate mit einem hohen Kaliumanteil. Denn es ist das Kalium, das für bestimmte Eigenschaften des Typs verantwortlich ist; nur wenn man das berücksichtigt, macht eine Einteilung überhaupt Sinn.

Kohlenhydrathaltige Nahrungsmittel mit einem hohen Kaliumanteil sind – in absteigender Reihenfolge – Nüsse, Mandeln, Avocado, Grünkohl, Spinat, Brot, Polenta, Nudeln und fast alle Gemüsesorten.

Empfehlungen für den Kohlenhydrat-Typ

Hauptsächlich zwei Schwachstellen

Gesundheitliche Störfaktoren treffen auf zwei Hauptschwachstellen: den Magen und das Kreuz. Letzteres ist für die meisten Kohlenhydrat-Typen ein Dauerproblem, wenn sie einen Sitzberuf haben und Sport nicht unbedingt ihr Hobby ist. Aber auch Zugluft und Wetterwechsel, Kälte und der Winter sind für Kohlenhydrat-Typen belastend.

Akut gefährdet sind die Wirbelsäule durch Überlastung oder durch zu langes Sitzen sowie die Atemwege.

Praktischer Hinweis: Da der Kohlenhydrat-Typ kaum auf äußere Anregungen eingeht, bleibt ihm oft nur der Weg über die eigene Erfahrung; diese kann durchaus schmerzhaft sein – zum Beispiel ein Bandscheibenproblem, da leichtere Rückensymptome geflissentlich übergangen werden. Wichtig wäre das Ausbrechen aus der Routine, auch bei der Ernährung, Abwechslung und Farbe ins Leben bringen sowie körperliche Betätigung, die den Rücken stärkt.

Das Essverhalten des Kohlenhydrat-Typs

Dieser Esstyp liebt vor allem sättigende Kohlenhydrate wie Nudeln, Brot und Reis, eventuell auch Saures, aber vor allem eine einfache, bodenständige Küche. Er hat viel mehr Abneigungen und Unverträglichkeiten als Gusto auf bestimmte Speisen: Gut kann es sein, dass ein Kalium-Typ einzelne Kohlenhydrate gar nicht mag oder nicht gut verträgt – Brot, Kuchen, stärkehaltige Speisen, blähendes Gemüse, aber auch Eier, Fett und Fleisch. Meist bleibt er bei einer sehr engen Auswahl von Speisen, die er gerne isst.

Der richtige Umgang mit Kohlenhydraten

Da Kohlenhydrat-Typen zur Einseitigkeit neigen, sollte man sie zur Abwechslung animieren – sie könnten zum Beispiel statt Huhn einmal ein anderes Geflügel probieren oder mehr Salat, Gemüse und Rohkost in den Speiseplan integrieren. Auch das sorgt für neue Aromen: Die geliebten Kohlenhydrate mit neuen Gewürzen zubereiten.

Küchentipp – Kokos-Zitronen-Reis (für vier bis sechs Personen, 250 g Reis)

Wunderbar schmecken Kohlenhydrate als Kokos-Zitronen-Reis. Geben Sie zu gekochtem Basmatireis folgende Mischung: je zwei Esslöffel gekochte rote Linsen und getrocknete Chilischoten sowie eine Handvoll Cashewkerne, die vorher eine Minute lang im heißen Kokosfett erhitzt und dann etwas abgekühlt wurden; weiters einen Teelöffel Kurkuma, 100 Gramm Kokosflocken, einen Teelöffel Zucker und den Saft einer frisch gepressten Zitrone. Dieser Reis passt herrlich zu indischen Fleisch- oder Fischgerichten.

Generell hat das Kochen von Kohlenhydraten Auswirkung auf den Kaliumgehalt der Speisen. Lässt man Gemüse oder Kartoffeln längere Zeit im Wasser liegen, geht das Kalium in Lösung und damit verloren. Diesen Umstand kann man sich bei Nierenkrankheiten zu Nutze machen – denn da ist weniger Kalium im Essen erwünscht.

Tagesplan – Vorschläge

Morgens

- Striezel mit Kakao, etwas Marmelade
- Toast mit Lachs, Senfsoße
- Müsli mit Nüssen ohne Obst
- Obst isoliert
- Mischbrot mit Geflügelpastete

Mittags

- Spaghetti mit Gemüse
- Milchrahmstrudel, Vanillesoße
- Krautfleckerl (Fleckerlnudeln mit Kohl), grüner Salat
- Lasagne
- Kartoffelgulasch

Abends

- Gebratene Polenta, Sauce Tartare
- Geräuchertes Forellenfilet, Weißbrot, Meerettich
- Wurst und Käse mit Brot, Essigurken
- Gurkensuppe mit Rahm
- Gemüse-Antipasti, Weißbrot

Gesund Gewicht reduzieren und halten

Ohne Reduktion der Kohlenhydrate fällt abnehmen schwer – das haben jene Gurus erkannt, die mit Eiweißüberschussdiäten gepunktet haben. Auf die Dauer sind diese Diäten aber kaum durchzuhalten, also sinnlos. Dabei kann man seinen Kohlenhydrat-Konsum jedoch auch ganz einfach einschränken: Man nehme Gemüse mit vielen Ballaststoffen und wähle dazu beispielsweise Nudeln, also lediglich eine Art von Kohlenhydraten.

Ein spezielles Kohlenhydrat-Thema: Unser tägliches Brot – noch verträglich?

Für den Kohlenhydrat-Typ ist Brot normalerweise das beste und begehrteste Nahrungsmittel – trotzdem gibt es immer mehr Unverträglichkeiten, wobei die Ursachen nicht leicht zu finden sind.

Das Getreidekorn enthält fast alle wichtigen Minerale und Spurenelemente – Kalium, Magnesium und viele andere. Bedenklich ist, dass Brot als das Grundnahrungsmittel Nummer eins immer mehr Unverträglichkeiten auslöst.

Wer in Frankreich frühstückt, bekommt ein Stück Baguette, Butter und Marmelade, dazu Kaffee. Klingt gut, aber wer das schon genossen hat, der weiß, dass man nach ein paar Stunden einen rapiden Blutzuckerabfall erlebt – nachdem der Blutzuckerspiegel vorher in die Höhe geschossen ist.

Die Symptome sind Müdigkeit, Schwäche und Heißhunger. Mittlerweile weiß man, dass es die schnell verdaulichen Kohlenhydrate wie Weißbrot und Zucker (in der Marmelade und im Kaffee) sind, die das bewirken: Sie regen die Bauchspeicheldrüse an, es kommt zu einer Insulinausschüttung, was den Blutzuckerspiegel rapide ansteigen und ebenso schnell wieder abfallen lässt. Weißbrot ist, von dieser Warte aus betrachtet, nicht gesund, wird deswegen oft verteufelt und vom Speiseplan gestrichen. Die Alternative heißt dann in vielen Fällen: schwerer verdauliches Vollkornbrot. Basta?

Vollkornbrot – gesund oder nicht?

Klarerweise sind im nicht geschälten bzw. nicht ausgemahlenen Korn alle Vitalstoffe des Getreides enthalten – sowie alle Ballaststoffe. Diese können aber einen schwachen Darm belasten, der Name Ballast kommt ja nicht von ungefähr. Kleinkinder mit ihrem noch nicht so ausgereiften Darm, kranke oder alte Menschen vertragen Vollkornbrot oft schlecht. Die Konsequenz, was die Wahl von Brotsorten anbelangt, muss heißen: Unbedingt darauf achten, wie man sie verträgt!

Brotunverträglichkeit: Wo sitzt das Problem – im Darm oder im Getreide?

Früher war man auf etwas allergisch – auch nicht angenehm. Heute weiß man gar nicht mehr, wodurch man sich irgendwie unwohl fühlt: Das fällt größtenteils unter den Begriff „Pseudoallergie" oder „Intoleranz". Etwa ein Drittel der Bevölkerung ist betroffen.

Mehr und mehr Menschen wundern sich, dass sie ihr viel geliebtes Brot immer weniger gut vertragen. Völlegefühl, Verdauungsstörungen und unerwünschte Gewichtszunahme sind die Regel. Wo gibt es da ein Problem oder sogar gleich mehrere?

- **Problem 1: die Rohstoffe**
  Diese haben sich in den letzten Jahren dramatisch verändert (siehe unten).
- **Problem 2: die Herstellung**
  Wo gibt es heute noch einen Bäcker, der um Mitternacht aufsteht, damit es morgens frisches Brot gibt?
- **Problem 3: die Zusatzstoffe**
  Großbäckereien ähneln alchemistischen Labors, die neben Chemie auch Mehl verarbeiten.

Schauen wir uns zunächst den Rohstoff Getreide an. Dieser hat sich in den letzten Jahrzehnten drastisch verändert – zum Positiven für den Hersteller, der damit mehr verdient. Weizen zählt mittlerweile zu den problematischen Lebensmitteln: In den USA etwa wird gentechnisch veränderter Weizen verkauft, der gar nicht mehr deklariert werden muss. Was Europa betrifft, muss man sich anschauen, worin sich der Weizen des Jahres 2015 von jenem des Jahres 1965 unterscheidet. Der Unterschied scheint auf den ersten Blick gering, bei einer genaueren Analyse kommt man aber zu einem erstaunlichen Ergebnis: Der Glutenanteil ist heute um ein Vielfaches höher; dieses Klebereiweiß verklebt auch unsere Darmschleimhaut und ist ein schwer verdaulicher Stoff.

Weizen als Krankmacher: Falls die neuen Katastrophenmeldungen aus den USA stammen, ist zu bedenken, dass dort gentechnisch veränderte Nahrungsmittel nicht als solche deklariert werden müssen – dort gibt es einfach Gen-Weizen.

Um Weizen resistenter gegen Schädlinge zu machen, hat man auch das spezielle Protein ATI (Adenosin-Triphosphat-Amylase) in die modernen Hochleistungssorten gezüchtet. Sehr vereinfacht kann man sagen, dass diese Veränderungen im Weizen unsere Darmbarriere massiv verschlechtern, wir können Stoffe aufnehmen, die eigentlich draußen bleiben sollten.

Wissenschaftlich heißt das Ganze „Leaky Gut", „durchlässiger Darm". Das Syndrom verursacht zwar keine Schmerzen, bringt aber eine Fülle von unangenehmen Erscheinungen wie Völlegefühl, Blähungen und Darmträgheit mit sich.

Die Antwort auf oben gestellte Frage muss also heißen: Wir haben mit beiden Faktoren ein Problem, mit dem Brot und mit dem Darm.

Alternativen zum Weizen

Eine Alternative zum Weizen aus Massenanbau wäre besserer Weizen – also aus einem Anbau, der sich nicht nach kommerziellen Richtlinien ausrichtet, um einen Super-XXL-Weizen zu produzieren. Allerdings: Es gibt nur noch wenige Landwirte, die einen Urformweizen biologisch erzeugen. Landwirte, die mit Stickstoff düngen und Superweizen produzieren, bekommen dafür einen besseren Preis und eventuell noch Förderungen dazu.

Andere Getreide – mit oder ohne Gluten

Gluten wird von etwa einem Prozent der Bevölkerung absolut nicht vertragen – diese Menschen leiden an Zöliakie. Hier hilft nur absolute Glutenkarenz. Aber auch viele Menschen, die nicht von dieser Krankheit betroffen sind, vertragen Klebereiweiß immer weniger. Sehr oft kommt es zu einer Verbesserung der Verträglichkeit, wenn man den Glutenanteil im Brot reduziert.
Die meisten Getreide enthalten mehr oder weniger Gluten – exakte Angaben zu finden ist wirklich mühsam. Die untenstehenden Daten stammen von einem deutschen Forschungsinstitut.

Durchschnittliche Menge an Gluten, jeweils im ganzen Korn (Angaben in Milligramm pro 100 Gramm Lebensmittel)

Weizen	8.100
Dinkel	9.300
Roggen	3.100
Hafer	4.500
Gerste	5.600

Da Dinkel von Natur aus den höchsten Eiweißanteil aller Getreide hat, ist sein Glutenanteil von vornherein hoch. Beim Weizen hat er sich in den letzten Jahrzehnten drastisch verändert: Alte Weizensorten hatten wesentlich weniger Gluten als die modernen Züchtungen. Der Glutengehalt des Mehls korrespondiert mit dem des Kornes. Den niedrigsten Anteil aller herkömmlichen Getreide hat Roggenmehl mit ca. 3.100 Milligramm pro 100 Gramm Mehl.

Eine kleine Übersicht – kein Gluten enthalten:

- Amarant
- Buchweizen
- Chia
- Hafer
- Hirse
- Leinsamen
- Mais
- Quinoa
- braunes Reismehl
- Teffmehl (afrikanische Zwerghirse, ein Süßgras)

Gluten – versteckt in flüssiger Form

Auch Bier enthält Gluten, wobei sich ein helles Bier mit ca. drei Milligramm pro 100 Gramm sehr bescheiden gegen Getreide anlässt. Weißbier hingegen hat das Hundertfache, etwa 300 Milligramm Gluten pro 100 Gramm, also schon ganz ordentlich. Dies liegt daran, dass sich die Gliadine aus dem Weizen gut lösen, was bei den Hordeinen des Gerstenbieres nicht der Fall ist.

Zöliakie oder nur Unverträglichkeit? Wie kann ich mir helfen?

Was tut der Kohlehydrat-Typ, wenn er Getreide nicht verträgt? Eine ärztliche Diagnose kann zeigen, ob der Darm der Verursacher von Problemen ist oder nicht. Eine Zöliakie kann nur durch eine Dünndarmbiopsie (Gewebeprobe) nachgewiesen werden. Ist der Befund negativ, liegt zumeist eine Glutenunverträglichkeit und damit eine schlechte Verdauungsleistung des Magen-Darm-Traktes mit chronischer Entzündung vor. Zusätzlich zur ärztlichen Begleitung durch einen Mayr-Kur-Arzt oder Komplementärmediziner hat sich folgendes Programm bewährt:

- Man verzichtet zunächst auf „normales" Brot (wegen des Glutens, der Zusatzstoffe und diverser Chemikalien) und setzt auf glutenfreies Gebäck, am besten auf Basis von Reis-, Mais- oder Buchweizenmehl. Buchweizen ist übrigens kein Weizen, sondern ein Knöterichgewächs. Bäckt man dieses Brot selbst, kann man gekochte Kartoffeln oder Eier zum Teig geben, aber möglichst wenig Bindemittel wie reine Kartoffelstärke. Von diesem Brot isst man morgens auf nüchternen Magen ein paar Bissen und kaut dabei jeden Bissen etwa eine halbe Minute wie bei der Mayr-Kur. Tut sich daraufhin in den nächsten Stunden im Bauch nichts Unangenehmes, sollte man vorerst bei dieser Vorgangsweise bleiben.

Das Verdickungsmittel Guarkernmehl, auch als Lebensmittelzusatzstoff E 421 bezeichnet, wird zwar aus natürlichen Guarbohnen gewonnen, scheint aber mengenabhängig nicht harmlos zu sein; es wird von der amerikanischen FDA als riskant eingestuft, ohne dass diese eine Höchstmenge für den Verzehr angibt.

- Wenn sich die Beschwerden im Darm nach ein paar Monaten gebessert haben, kann man das Brotangebot erweitern, also zum Beispiel dasselbe Brot mit einem kleinen Anteil von zehn bis 30 Prozent Roggen herstellen.
- Und dann setzt man auf eines: probieren, probieren und nochmals probieren. Man sollte herausfinden, was man am besten verträgt: Hauptsache, das Brot schmeckt und tut Ihrem Typ gut!

Entsprechungen in Naturheilkunde und Homöopathie

Aufgrund der Vielzahl von kohlenhydrathaltigen Lebensmitteln können hier nur einige wichtige besprochen werden. Sie erhalten Informationen, die in dieser Form kaum veröffentlicht wurden.

Kalium in der Homöopathie

Was Natrium für den Salz-Typ, ist Kalium für den Kohlenhydrat-Typ. Der Hauptvertreter der homöopathischen Kaliumverbindungen ist die Pottasche, Kalium carbonicum.

Die Pottasche ist ein weißes Pulver, das weltweit an einzelnen Lagern abgebaut wird, aber auch synthetisch hergestellt werden kann. Sie liefert keine spektakulären chemischen Reaktionen, wird aber für viele Verwendungszwecke eingesetzt: Zur Herstellung von Düngemitteln und Glas, in der Lebensmitteltechnologie und als Zusatzstoff bei allen möglichen technischen Verfahren. Sie ist also ein richtiger Allrounder. In der Homöopathie ist Kalium carbonicum ein Polychrest, also ein Heilmittel für den gesamten Körper, vor allem aber wird es bei Beschwerden des Bewegungsapparats und des Stoffwechsels eingesetzt. Seine Charakteristika decken sich mit jenen des oben beschriebenen Kohlenhydrat-Typs.

Die Kartoffel – krank oder giftig?

Die Kartoffel in der Volksheilkunde

Pfarrer Kneipp lobt die Kartoffel als „Nothelfer am Tisch der Armen" und bezeichnet sie als wertvolles Nahrungsmittel – obwohl sie zu jener Zeit noch nicht lange in Europa bekannt war und allgemein als minderwertige Knolle angesehen wurde.

Eine bewährte Anwendung finden gekochte, zerstampfte und noch heiße Kartoffeln als Umschlag bei Husten, aber auch bei Rückenschmerzen und Blasenleiden.

Solanum tuberosum in der Homöopathie

Auch in der Homöopathie ist die Kartoffel in Verwendung, allerdings nicht die Kartoffel, die wir essen, sondern eine kranke und dadurch giftige Variante: Solanum tuberosum aegrotans ist die Krautfäule der Kartoffel – die von einem Schimmelpilz befallene Pflanze. Diese kranke Kartoffel wird bei Halsentzündungen oder Verdauungsbeschwerden eingesetzt.

Homöopathische Mittel werden häufig aus giftigen oder kranken Rohstoffen gewonnen – weil diese meist die potentesten Heilstoffe sind.

Unverträglichkeit von Kartoffeln und versteckte Krankmacher

Immer öfter beobachtet man, dass Kartoffeln nicht mehr vertragen werden wie früher – warum wohl? Es mag an Dingen liegen, an die man zunächst gar nicht denkt.

- Es gibt neue Sorten: Wie auch beim Weizen werden diese immer mehr auf Gewinnmaximierung gezüchtet und auch massiv gedüngt. Probieren Sie als Alternative eventuell eine andere Sorte, am besten ein Bioprodukt.
- Die Art der Zubereitung ist entscheidend: Achten Sie auf das Fett bei Pommes frites oder Bratkartoffeln.

Kartoffeln werden ungenießbar bis giftig, wenn sie austreiben. Um das zu verhindern, müssen sie behandelt werden. Der letzte Schrei in dieser Hinsicht ist eine giftige Chemikalie, die in riesigen Lagerhallen durch Spezialisten eingesetzt wird: Der Keimhemmer Chlorpropham steht in Verdacht, krebserregend zu sein. Trotzdem wird er – neben einem Pilzverhütungsmittel – EU-weit verwendet. Deklariert werden muss das in den einzelnen Ländern ganz unterschiedlich, meist jedoch gar nicht. Tests in der Schweiz haben ergeben, dass praktisch alle, auch Biokartoffeln, behandelt wurden, am wenigsten die Frühkartoffeln, die ja zeitig in den Verkauf gelangen.

Am sichersten ist es, Kartoffeln selbst anzubauen oder beim Kartoffelbauer zu holen. Jedenfalls sollte man die Mode, Kartoffeln mit der Schale zu essen, schnell wieder vergessen!

Gräser in der Homöopathie

„Gräser" ist ein weit gefasster Überbegriff für eine Vielzahl von Arten, die man in Süß- und Sauergräser einteilt. Als Allergieauslöser fallen sie beispielsweise unangenehm auf. Kulinarisch sollten wir auf Bambussprossen nicht vergessen.

Aufgrund ihres meist schwachen Geschmackes zählen Gräser zu den neutralen Speisen und enthalten mehr oder weniger Ballaststoffe. In der Homöopathie stehen einige als Heilmittel zur Verfügung.

Die wichtigsten, in der Homöopathie verwendeten Gräser sind:

- Arundo donax, das Pfahlrohr
- Bambusa arundinacea, der Bambus
- Stigmata maydis, die Fäden der Maisblüte
- Secale cereale, der Winterroggen
- Secale cornutum, das Mutterkorn

Das Porträt des Gräser-Menschen

Dieser Mensch hat etwas Feingliedriges, Sensibles und Zartes an sich – er ist schwankend wie ein Gras im Wind. Sein Hauptthema ist das Bedürfnis nach Halt, Unterstützung und Sicherheit – psychisch wie physisch.

Anfälligkeiten

Als Patient kommt der Gräser-Mensch meistens wegen Allergien und Heuschnupfen zum Arzt. Auch Wirbelsäulenbeschwerden und trockene Haut sind oft vorhanden.

Essverhalten und Esstipps

Gräser-Menschen haben gern alles Grüne sowie Süßes, Teigwaren, Brot oder Müsli. Schwere Kost und meist auch Alkohol lieben sie nicht sehr. Für sie heißt es wie für die Kohlenhydrat-Typen: Kampf der Einseitigkeit!

Chlorophyll – ein wirkungsvolles Tonikum

Grün ist das Kontrastprogramm zum Schlaraffenland. Warum es so gut für uns ist? Der für die Photosynthese der Pflanzen verantwortliche Farbstoff Chlorophyll enthält Magnesium und Eisen sowie einige andere wichtige Stoffe.

Grün ist gesund und geschmacklich unglaublich vielseitig. Grün-Liebhaber sind deshalb von der Natur bevorzugt, sie brauchen Mangelerscheinungen nicht zu fürchten. Grünes Gemüse bietet sich als das Grundnahrungsmittel schlechthin an, es ist gesund für die Darmflora und deren Regeneration, gerade auch für ältere Menschen.

Chlorophyll als Nahrung – wann zusätzliches Grün hilfreich ist

Im Normalfall benötigen wir keine grünen Nahrungsergänzungen. Aber nach der Einnahme von Antibiotika oder anderen Schädigungen der Darmschleimhaut ist ein gezielter Aufbau mit chlorophyllhaltigen Pflanzen sinnvoll.

Zu Antibiotika Joghurt einzunehmen, hat sich laut neuen Untersuchungen als Fehler erwiesen – besser hilft Grün in Form spezieller Grünteesorten oder Algenpräparate.

Chlorophyllhaltige Pflanzen und grüne Nahrungsergänzungen

- Alfalfa (Luzerne, Medicago sativa)
- Mikroalgen wie Chlorella oder Spirulina
- japanischer Grüntee wie Sencha oder Matcha
- Moringa oleifera
- Kohl (Brassica oleracea)

Grün ist in einer Reihe von Pflanzen enthalten, die aber keineswegs ident sind in ihrer Wirkung.

Alfalfa

Alfalfa, die Luzerne, ist ein sehr neutrales Grün. Es kann in Sprossenform genossen werden und ist püriert auch als Beigabe zur Babynahrung gesund.

Mikroalgen

Mikroalgen wie Spirulina oder Chlorella wirken wie ein Magnet auf Schwermetalle. Deshalb werden sie bei der Amalgamausleitung zusätzlich zu DMSA, einem Chelatbildner, empfohlen. Aber Vorsicht! Da diese Algen in ihrem Lebensraum jede Art von Schwermetallspuren aufsaugen, kommt man dabei leicht vom Regen in die Traufe. Man sollte unbedingt auf die Garantie des Herstellers achten, dass die Algen in schadstofffreien Gewässern oder in Röhrensystemen gezüchtet wurden.

Billigprodukte sind meist von mäßiger Qualität – kein Wunder, wenn das Grün nicht wirkt.

Tee ist nicht gleich Tee

Teeeinkäufer müssen Spezialisten auf ihrem Gebiet sein, da beim Tee sehr leicht und viel „gekünstelt" werden kann. Auch was seine medizinische Wirkung anbelangt, ist Tee eigentlich eine Wissenschaft: Besonders interessant ist der japanische Grüntee. Dieser wirkt nicht nur positiv auf die Darmschleimhaut, sondern auch bakterientötend. Er verschont die guten, körpereigenen Keime und wirkt nur auf die krankmachenden. Durch den Gehalt an Katechinen, Koffein, Vitaminen und Spurenelementen ist er eine Apotheke für sich. Die stärkste Form ist der Pulvertee Matcha (siehe mein kleines Büchlein über das gesunde Grüntee-Wunder, Info im Anhang).

Moringa – der Heilbaum zum Essen

Moringa oleifera ist ein traditioneller Heilbaum der indischen Medizin. Seine nussartigen Früchte werden in Armutsgebieten zur Klärung von verseuchtem Wasser verwendet. Reinigung passiert auch bei der Einnahme der Blätter oder des Blattpulvers: Moringa wirkt wie eine Kläranlage auf unsere Nieren.

Mit dem Kohlblatt die Darmflora verbessern

Unser gutes altbewährtes Kohlblatt wirkt äußerlich wie innerlich, es ist ein Wundheil- und Ausscheidungsmittel mit großer Potenz. Auch auf die Darmflora dürfte es eine positive Wirkung haben. Da Kohl bei uns einfach zu bekommen ist, möchte ich eine wohlschmeckende, bewährte Heilkost anführen: eine grüne Kohlsuppe. Im Prinzip ist sie eine erweiterte Spinat-Kohl-Suppe, die trotz ihres medizinischen Hintergrundes gut schmeckt. Man benötigt dafür: 300 Gramm Bio-Spinat, 300 Gramm Grünkohl, ca. 200 Gramm Kohlrabi, eine Knoblauchzehe, eine Zwiebel, zwei Esslöffel Olivenöl, 100 Milliliter Weißwein, 600 Milliliter Gemüsefond, Salz und Pfeffer, klein geschnittene frische Petersilie und Zitronensaft nach Geschmack sowie etwa ein halber Teelöffel feines Moringapulver oder eine halbe Handvoll getrocknete Moringablätter, etwas saure Sahne zum Garnieren.

Spinat und Kohl waschen, putzen, trocknen und in feine Streifen schneiden. Kohlrabi in 1-cm-Würfel schneiden. Zwiebel und Knoblauch in kleine Stücke schneiden.

Öl in einem großen Topf erhitzen, Zwiebel und Knoblauch andünsten. Dann Kohl und Spinat dazugeben, kurz andünsten und mit Weißwein ablöschen.

Kohlrabiwürfel in kochendem Salzwasser ca. zwei Minuten al dente kochen.

Gemüsefond ebenfalls in den großen Topf geben, aufkochen lassen, dann die restlichen Zutaten hinzugeben und abkühlen lassen. Das Ganze mit dem Stabmixer fein pürieren. Kohlrabiwürfel hinzufügen. Suppe abschmecken und mit einem Tupfer saurer Sahne anrichten (Rezept für vier bis sechs Personen).

Die Wirkung dieser Speise beruht auf der Kombination der Grüngemüse sowie der Zugabe von Moringapulver. Beim Essen der Suppe ist zu beachten, dass sie nicht wie eine Flüssigkeit gelöffelt, sondern gut gekaut und eingespeichelt wird (deswegen bleibt auch der Kohlrabi in Würfelform). Wählt man Brot als Beilage, sollte jeder Bissen 20-mal gekaut und gut eingespeichelt werden. Dann nimmt man einen Löffel Suppe dazu und speichelt nochmals ein.

Chlorophyll, der Urbestandteil aller grünen Pflanzen, enthält ein ähnlich gebautes Molekül wie unser Blutfarbstoff – mit dem Unterschied, dass das zentrale Atom nicht Eisen, sondern Magnesium ist. Chlorophyll ist so lebenswichtig für die Photosynthese der Pflanzen wie der Blutfarbstoff für unser Leben.

Wir kennen Eisen als einen sehr wichtigen Bestandteil unseres Körpers – vor allem des Blutes. Hämoglobin, unser Blutfarbstoff und Transporteur von Sauerstoff, könnte ohne Eisen nicht funktionieren – deshalb ist Eisen für uns lebenswichtig.

Unsere Eisenquellen sind vielfältig: Das Metall kommt vor allem im grünen Gemüse, aber auch in Fleisch und Getreide, in Nüssen und Gewürzen vor. Dadurch sind wir mehrfach abgesichert, keinen Eisenmangel zu bekommen.

Der Eisen-Mensch in der Homöopathie

Die Photosynthese der Pflanzen findet in winzigen Zellorganen, den Chloroplasten statt. Diese verfügen über einen hohen Eisengehalt, sodass Pflanzen mit Hilfe von Sonnenlicht aus toter Materie eine lebende Substanz aufbauen können. Wenn ausreichend Chlorophyll vorhanden ist, gibt es in unserem Körper keinen Magnesium- oder Eisenmangel. Aufgrund dieser Analogien ist es interessant, hier den Menschen zu betrachten, der Eisen als Heilmittel benötigt.

Das Porträt des Eisen-Menschen

Äußerlich erscheinen manche Eisen-Menschen stramm, kräftig und bestimmt, andere wiederum schwach und blass.

Werkzeuge und Waffen sind aus Eisen, ein Symbol für diesen Rohstoff. Eisen steht für Arbeit, Kampf und Bodenständigkeit. Eisen-Menschen stehen mit beiden Beinen im Leben und im Beruf, oft fallen sie durch ihren Einsatz, Kampfgeist und eisernen Willen auf.

Anfälligkeiten

Der Magen ist der empfindlichste Körperteil des Eisen-Menschen. Anfällig ist der Eisen-Mensch aber auch für alles, was mit Blut und Durchblutung zu tun hat: Nasenbluten, Menstruationsprobleme und Blutarmut, Kreislaufbeschwerden mit Schwäche und niedrigem Blutdruck treten häufig auf. Als Ausgleich wäre regelmäßige Bewegung an frischer Luft wichtig.

Essverhalten und Esstipps

Eisen-Menschen mögen gerne bodenständiges Essen – Brot mit Butter, Fleisch, Gemüse, Suppen. Sie bevorzugen warme oder heiße Gerichte. Eier, fette und schwere Speisen, Alkohol und kalte Getränke bekommen ihnen nicht gut und sollten deshalb gemieden werden. Vor allem abends ist es wichtig, nur leichte Kost zu essen.

DER SÄURE-TYP
Schwach und brennend – bis zum Burnout

Woran ich den Säure-Typ erkenne

Schon bei der ersten Begegnung nimmt man bei Säure-Typen eine gewisse Herzlichkeit und Offenheit wahr. Sie sind hilfsbereit und erfrischend. Ebenso erfrischend, fruchtig und saftig sind auch die Speisen und Getränke, die sie bevorzugen: Sauer macht bekanntlich lustig. Damit versorgen sie sich mit Energie, die schnell durch körperliche oder seelische Belastungen verbraucht wird.

Das Wesen des Säure-Typs

Im gesunden Zustand wirken Säure-Typen zwar vital, sie sind aber nicht wirklich Kraftpakete, neigen zu Übertreibungen und verausgaben sich dadurch leicht. Aufgrund ihrer Hektik und Ungeduld muss alles auf einmal und noch dazu perfekt fertig sein – das erzeugt natürlich Stress. Solange sie mitten im Geschehen sind, registrieren sie allerdings nicht, dass sie sich überlasten. Der jähe Zusammenbruch mit großer Schwäche, psychisch wie physisch, folgt auf dem Fuß: Die Batterie, ein von der Säure abhängiges Patent, ist leer – heute wird das durch die Diagnose Burnout beschrieben. Häufig tritt dieser Zustand schon in der Pubertät auf, die jungen Menschen haben dann „null Bock".

Da Säure-Typen ihre Umgebung nicht belasten wollen, versuchen sie ihren wahren Zustand so weit wie möglich zu verbergen. Erst beim

Zusammenbruch wird die Tragik einer langen Entwicklung sichtbar. Dann reagiert der Säure-Typ anderes, wird ätzend und aggressiv, nicht aus Bösartigkeit, sondern aus Schwäche: Er kann einfach nicht anders, und das ist ihm meist nicht bewusst.

Saures in der Natur und in der Küche

Sowohl als Nahrungsmittel als auch in der Heilkunde sind Säuren unentbehrliche Rohstoffe.

Säuren sind ungemein vielgestaltig, sie zeigen zum Beispiel die zerstörende Kraft einer Salpetersäure oder das wundervolle Aroma eines Balsamico-Essigs.

Die wichtigsten sauren Nahrungsmittel
Die meisten Obstsorten gehören in diese Kategorie: Apfel, Kiwi, Orange, Pfirsich, Pflaume, Zitrone – ausschlaggebend ist allerdings der Reifegrad der Früchte. Zu den sauren Nahrungsmitteln zählen zudem Essig, Gemüse wie Sauerkraut und alle anderen, fermentierten Rohstoffe sowie saure Milchprodukte (die natürlich auch dem Thema Milch zuzuordnen sind).

Saure Nahrungsmittel mit besonderen Eigenschaften

Beeren verfügen nicht nur über köstliche Aromen, sondern auch über Heilkräfte; in der Volksmedizin sind sie daher schon seit langem in Verwendung. Neue Forschungen haben gezeigt, dass einzelne Beerenarten das Potenzial haben, Krebs zu hemmen. Die dafür verantwortlichen Stoffe heißen Anthocyanidine und Ellagsäure. Letztere findet sich in Himbeeren und Erdbeeren sowie in manchen Nüssen. Anthocyanidine gehören zu den Polyphenolen, die für die kräftigen Farben von Pflanzen und Beeren verantwortlich sind. Besonders viele dieser Stoffe finden sich in Heidel- und Brombeeren sowie in Cranberrys, in geringerem Ausmaß kommen sie auch in vielen anderen Früchten vor. Chemisch ähnliche Stoffe sind im Rotwein enthalten. Um eine Wirkung zu erzielen, müsste man diesen allerdings literweise trinken. Es empfiehlt sich deshalb, Resveratrol in Kapselform einzunehmen.

Süßsaures, wie es die Natur erzeugt

Besonders gut schmeckt eine Kombination aus Süß und Sauer. Bei manchen Nahrungsmitteln kann man sie nur mehr als Ganzes erfassen: So haben zum Beispiel einige Obstsorten ein grandioses süßsaures Aroma – reife Erdbeeren, Pflaumen, Aprikosen (Marillen), Kirschen, Himbeeren, Orangen und Ananas. Je reifer sie geerntet werden, desto ausgeprägter ist die süße Komponente – desto höher aber auch der Anteil an Vitaminen und Zucker.

So fein gewisse Obstsorten schmecken, so schlimm können auch die durch ihren Genuss hervorgerufenen Beschwerden sein: Gerade Kernobst erzeugt mitunter eine heftige Gärung im Darm, die Übersäuerung des Gewebes verursacht Schmerzen im Bauch oder in der unteren Wirbelsäule.

Süßsaures aus Menschenhand: Essig ist nicht gleich Essig

Hochwertiger Essig enthält fünfmal so viele Aminosäuren wie ein Industrieprodukt und das merkt man nicht nur am Geschmack, sondern auch an der Bekömmlichkeit. Eine weitere „Steigerung" stellt der Heilessig dar, eine Kreation aus guten Weinen und Heilpflanzen, die in alten Holzfässern reift und als Kur einige Wochen lang getrunken werden soll. Das regt die Bauchspeicheldrüse an und verbessert die Darmflora.

Grundsätzlich hilft Essig, üppige Speisen leichter zu verdauen. Ein echter Klassiker ist der Apfelessig. Er wird als Gesundheitsbringer angepriesen, weil er gut für die Darmflora ist, Fäulnistendenzen mildert und somit der Verdauung hilft. Apfelessig enthält außer Essig- und Zitronensäure viel Vitamin A und C, Minerale, Spurenelemente, Tannine, Enzyme und Bioflavonoide.

Kräuteressig – am besten selbst gemacht

Für einen Kräuteressig kann man Apfel-, aber auch jeden anderen neutralen Essig verwenden. Es gibt unzählige Möglichkeiten, passende Kräuter miteinander zu kombinieren, auch ein einzelnes Kraut lässt sich gut verarbeiten. Estragonessig zum Beispiel ist etwas sehr Feines, er schmeckt leicht süßlich. Für die Zubereitung legt man getrockneten Estragon in Essig ein, lässt das Ganze drei Tage stehen und seiht dann ab (etwa zwei Esslöffel getrockneten Estragon auf einen halben Liter Essig). Getrockneter Estragon hat wesentlich mehr Aroma als frischer, der leicht seifig schmeckt und fast keinen Geruch ausströmt. Gut eignen sich aber auch Mischungen aus frischen, kaum bitteren Kräutern wie Selleriekraut, Schalottenkraut, Borretsch, Bärlauch, Liebstöckel, Schnittlauch, Kapuzinerkresse und Kerbel. Sie werden fein zerkleinert, gesalzen und mit dem Essig in kleine Gläser gefüllt. Nach drei bis fünf Tagen sollte man die Kräuter aber entfernen, sonst wird das Ganze unangenehm bitter.

Verwendet man Bitterkräuter wie Thymian, Rucola, Rosmarin, Salbei oder Beifuß wird der Essig kräftiger, allerdings muss man dann besonders darauf achten, dass die bittere Note nicht zu stark wird. Bitterer Essig passt nicht zu allem, aber hervorragend zu kräftigen Fleischspeisen wie Wild oder Innereien.

Hildegard von Bingen empfiehlt, Essig nur sparsam zu verwenden, er sollte ganz diskret im Hintergrund bleiben.

Süßsaurer Essig ist bereits vergoren und kann deshalb keine Gärung mehr erzeugen wie frisches Obst. Zudem bringt er

- einen tollen, vielseitigen Geschmack und
- die Anregung der Drüsensekretion bei leichter Verdaulichkeit.

Süßsaure Küche – nicht nur in Asien

Süßsaures Huhn oder Schweinefleisch sind Klassiker der asiatischen Küche, in der Wiener Küche gibt es beispielsweise süßsaure Nieren und Beuschel (Lüngerl), süßsaures Kürbis- oder Gurkengemüse sowie Letscho. All diese Gerichte sprechen Umami-, Süß- und natürlich Sauer-Typen an.

Empfehlungen für den Säure-Typ

Schnell schwach

Bei Säure-Typ-Kindern ist ein zu schnelles Wachstum, verbunden mit Abmagerung und Schwäche, ein großes Thema. Bei Jugendlichen kommt es häufig zu Kopfschmerzen, die durch konzentriertes Lernen verursacht werden. Erwachsene sind in fast allen Organbereiche anfällig – vom Kopf bis zum Verdauungstrakt und zu den Gelenken.

Bei Belastungen geraten Säure-Typen gern in eine Art Lustlosigkeit. Was ihnen Spaß gemacht hat, wird dann zur Belastung – sie kapseln sich ab und verfallen in stillen Kummer. Die meisten Krankheitserscheinungen sind mit Schwäche verbunden, zum Beispiel eine schwache Verdauung und die Unverträglichkeit von Speisen, die üblicherweise gut vertragen werden. Der Säure-Typ hat eine Neigung zu weichem Stuhl oder Durchfall, oft kombiniert mit nächtlichen Schweißausbrüchen. Ein blasses Gesicht und Ringe um die Augen sind äußere Krankheitszeichen, die Säure-Typen häufig aufweisen.

Akute Krankheiten entstehen als Folge von Überlastung, verbunden mit zu geringer Energiezufuhr: Kopfschmerzen, Kreislaufprobleme und niedriger Blutdruck. Zudem besteht eine Neigung zu Unterzuckerung und eine Tendenz in Richtung Zuckerkrankheit. Der Verlust von Körperflüssigkeiten nach Erbrechen, Durchfall oder Schwitzen oder ein Blutverlust kann überdurchschnittlich schwächen und ein Krankheitsauslöser sein.

Praktischer Hinweis: Der Säure-Typ sollte nicht so lange warten, bis seine Lebensenergie total verbraucht ist.

Das Essverhalten des Säure-Typs

Das Elixier für Säure-Typen schlechthin sind saftige, erfrischende und mehr oder weniger saure Speisen und Getränke – letztere gern mit Kohlensäure. Es kann sein, dass ein Säure-Typ die Salatmarinade austrinkt, weil ihm nach Essig verlangt. Er hat auch eine Vorliebe für Limonaden und Tonics, diese süßsauren und zugleich bitteren Erfrischungsgetränke. Die schillernden Zubereitungen enthalten heute allerdings kaum mehr Naturstoffe, sondern einen Chemiecocktail aus Aromen und Farbstoffen sowie den Bitterstoff Chinin. Schwere Speisen oder Brot sind beim Säure-Typ weniger beliebt, bei alkoholischen Getränken gibt es beides, Verlangen und Abneigung.

Der richtige Umgang mit Nahrungsmitteln

Wichtig sind regelmäßige Mahlzeiten, um den Abfall des Blutzuckerspiegels zu vermeiden, auch das regelmäßige Trinken von Wasser, nicht nur von Limonaden, ist von Bedeutung. Leitungswasser sollte, wenn schon etwas Saures dabei sein muss, mit einer Scheibe Zitrone getrunken werden. Viele Säure-Typen brauchen mehr als drei Mahlzeiten: Am besten man greift zwischendurch zu etwas Obst oder vitaminhaltigen Getränken.

Säure-Typen gönnen sich im Sommer gern einen „G'spritzen" oder eine „Überschwemmung", das ist ein Achtel saurer Weißwein mit einem halben

Liter Mineralwasser. Sie sollten aber unbedingt darauf achten, Alkohol nur in Maßen zu genießen.

Zu viel Flüssigkeit, vor allem mit Kohlensäure und Alkohol, kann ebenso ungesund sein wie zu wenig Wasser.

Küchentipp – Schalotten in Süßwein (für vier bis sechs Personen)

500 Gramm Schalotten- oder Silberzwiebeln, vier Esslöffel Kokosfett, ein Esslöffel Ahornsirup, 50 Milliliter Süßwein (Trockenbeerenauslese vom Muskat), ein Teelöffel Salz, eine Messerspitze Chilipulver, 100 Gramm Blattsalat, 100 Gramm Rucola, zwei Esslöffel milder Essig sowie ein Esslöffel Kürbiskernöl: So lautet die Zutatenliste für dieses Gericht.

Zwiebeln kurz ins kochende Wasser geben, dann abgießen, kalt abschrecken und schälen. Kokosfett erhitzen, Ahornsirup und Zwiebeln dazugeben und kurz anrösten. Dann Süßwein und Salz dazugeben, alles etwa sechs Minuten garen, mit Chili abschmecken und den Sud einkochen. Die Salate in Essig und Kürbiskernöl schwenken. Zwiebeln mit den Salaten anrichten und etwas mit dem Zwiebelfond beträufeln.

Das Gericht ist sättigend, aber kalorienarm und durch die Säuren sehr bekömmlich. Es kann auch zu kaltem Fleisch oder Fisch gereicht werden.

Tagesplan – Vorschläge

Morgens

- Obstsalat
- Frischkäse mit Kresse, Mischbrot
- Frische Ananas
- Mozzarella mit Tomaten
- Weißbrottoast mit Himbeermarmelade

Mittags

- Süßsaures Thai-Hühnerfleisch mit Reis
- Saurer Kohl (saures Kraut) mit Wurst, Kümmelkartoffeln
- Salatplatte mit Ei
- Sauerbraten mit Knödeln
- Saure Rahmnieren mit Reis

Abends

- Frischkäse mit sauren Pickels
- Gazpacho oder Tomatensuppe
- Saure Thai-Suppe mit Crevetten
- Saure Wurst mit Zwiebel, Mischbrot
- Gegrilltes Gemüse, Weißbrot

Gesund Gewicht reduzieren und halten

Säure-Typen neigen nicht leicht zu Übergewicht – Abnehmen ist daher eher ein Randthema für sie. Um das Gewicht zu halten, haben sich Speisen mit einem geringen Kohlenhydrat- oder Fettanteil bewährt, die mit Saurem kombiniert werden, beispielsweise eine kleine Menge Fleisch mit einer relativ großen Portion einer sauren Beilage.

Ein spezielles Sauer-Thema: Sucht und Typologie

Dass jemand auf einen bestimmten Stoff sofort süchtig wird und ein Zweiter nicht, liegt an unserem genetischen Programm – sprich am Typ. Säure-Typen sind wie Süß-Typen überdurchschnittlich anfällig für Süchte.

Natürlich ist das Suchtpotenzial bei Klassikern wie Haschisch, LSD oder Heroin allgemein hoch, aber wir wollen hier von den „harmloseren" Süchten reden, die meist in der Pubertät ihren Anfang nehmen: der Sucht nach Nikotin, Kaffee, Alkohol oder Aufputschgetränken, die ohne Genehmigung überall erhältlich sind. Es steht fest, dass Energydrinks krank machen können, sie sind eine Peitsche für den Blutzucker und ein Sargnagel für die Bauchspeicheldrüse – die Zuckerkrankheit winkt! Die in diesen Drinks enthaltenen Stimulanzien (Guarana, Koffein, N-Acetyl-L-Tyrosin sowie künstliche Aromen und E-Substanzen) wirken auf das Gehirn ähnlich wie Drogen. Personen unter 18 Jahren sollten diese Getränke meiden. Mischungen aus Alkohol und Energydrinks potenzieren übrigens sämtliche Risiken!

Hilfe für Suchtkranke

Eine Studie der Carstens-Stiftung hat vor einigen Jahren erstmals ein wissenschaftlich fundiertes Ergebnis zu diesem Thema gebracht: Bei chronischen Abhängigkeitserkrankungen, teilweise mit psychiatrischen Diagnosen, waren vor allem individuell verordnete Mittel äußerst hilfreich; sie wurden meist kombiniert mit der herkömmlichen Therapie. Auch Akupunktur-Patches sind eine Unterstützung und helfen dabei, die Sucht zu besiegen (siehe Seite 132).

Noch ein spezielles Sauer-Thema: Dauerbrenner Übersäuerung

Nahezu alle Krankheiten werden heute mit einer Übersäuerung in Zusammenhang gebracht, die Palette reicht vom Haarausfall bis zum Gelenksrheuma.

Was ist wirklich dran an diesem Thema? Eines sicher: Übersäuerung ist sehr individuell, typabhängig sowie abhängig vom Stoffwechsel, der bei jedem ein wenig anders arbeitet.

Bei einer gängigen Blutuntersuchung wird nur ein Säurewert routinemäßig bestimmt: die Harnsäure. Ein Zuviel davon führt zur Gicht mit ihren typischen Beschwerden.

Die oben angeführten Tipps für Säure-Typen helfen, einer chronischen Übersäuerung vorzubeugen. Ist die Ernährung ausgewogen, balanciert der Stoffwechsel Säuren und Basen aus, sodass der Einsatz von Basenpulver nicht notwendig ist. Bei sehr hohen Harnsäurewerten im Blut ist eine Ernährungsumstellung wichtig und auch die Einnahme von Basen. In Kapselform lassen sich diese leichter schlucken als in Pulverform.

Entsprechungen in Naturheilkunde und Homöopathie

Acidum phosphoricum – Phosphorsäure in der Homöopathie

Sie passt zu feinsinnigen, angenehmen und zarten Menschen, die unter ihrer Schwäche leiden. Diese Menschen wirken oft auch „frostig" und reagieren auf äußere Belastungen mit Kopfschmerzen, Magenschmerzen oder anderen Leiden.

Acidum fluoricum – Flusssäure in der Homöopathie

Diese Säure ist ein in ideales Mittel für Pubertierende. Allgemein sind Flusssäure-Menschen hitzige, energiegeladene, lebensfrohe Zeitgenossen, Partytypen, die gern die Nacht zum Tag machen. Sie sind für jede Art von Aktivität, Sport und Sex zu haben, zeigen gerne ihren tollen Körper und lieben es, bewundert zu werden.

Acidum sulfuricum – Schwefelsäure in der Homöopathie

Dies ist die ätzende und aggressive Ausgabe des Schwefels. Acidum-sulfuricum-Menschen sind hektisch und ungeduldig, nichts kann ihnen schnell genug gehen. Oft stecken sie sich zu hohe Ziele und kommen durch Probleme in der Umsetzung in krankmachenden Stress.

Acidum nitricum – Salpetersäure in der Homöopathie

Der verfrorene Acidum-nitricum-Mensch wirkt unruhig, ungeduldig, unrund und ungesund. Er ist mit sich und der Welt unzufrieden und in der Grundtendenz negativ gestimmt. Fast alles, was auf ihn einwirkt, verschlechtert seinen Zustand, ausgenommen sein bevorzugtes Essen: fette, schwere, salzige, saure und gut gewürzte Speisen, also nicht unbedingt Gesundes.

Phospor in der Homöopathie – der Lichtträger

Das Wort Phosphor stammt aus dem Griechischen und heißt so viel wie „lichttragend". In seiner reinen Form als hochgiftige weiße Substanz macht dieses Element seinem Namen alle Ehre: Es entzündet sich von selbst an der Luft. In der Natur und im Körper von Säugetieren kommt Phosphor nur in ungiftigen löslichen Verbindungen vor; dort ist er allerdings ein lebenswichtiges Element – für das Pflanzenwachstum bzw. für Stoffwechselvorgänge bei Mensch und Tier.

Das Porträt des Phosphor-Menschen

Der Mensch, der Phosphor als Heilmittel braucht, trägt deutliche Züge: Er hat etwas Strahlendes an sich, erscheint sympathisch, spontan und kontaktfreudig. Als Kranker strahlt er deutlich weniger, sondern fällt durch Schwäche auf. Der Phosphor-Menschen ist ein Lichtbringer und ein Energiebündel. Er ist schnell für eine Idee zu haben, gibt aber bei kleinen Hindernissen schnell wieder auf.

Der Phosphor-Mensch ähnelt einem Zündholz – erst schnell entflammt, dann schnell verbrannt. Er ist ein kleines Feuerwerk, das Leben für ihn eine Party.

Anfälligkeiten

Phosphor hat zu allen Organen einen Bezug. Im Verdauungstrakt ist vor allem der Magen eine empfindliche Stelle, wenn es der Genüsse zu viele waren. Der Phosphor-Mensch erbricht leicht, erholt sich dann aber schnell wieder.

Essverhalten und Esstipps

Phosphor-Menschen brauchen viel Energie – sie sind fast immer hungrig und durstig, tagsüber und auch nachts. Im Sommer trinken sie gern große Mengen kaltes Wasser, im Winter lieben sie warmen Tee.

Um einer Zuckerkrankheit vorzubeugen, sollten Speisen mit einem nicht zu hohen glykämischen Index bevorzugt werden. In den Essenspausen trinkt man am besten nur Wasser.

DER SALZ-TYP

Nahrung aus See und Meer

Woran ich den Salz-Typ erkenne

Fast immer steht beim Salz-Typ das Bedürfnis nach salzigen und pikanten Speisen im Vordergrund, ganz selten – im Sinne der Ambivalenz – auch das Gegenteil.

Ist er gesund, wird der Salz-Typ kaum durch Äußerlichkeiten auffallen. Er erscheint diskret bis farblos, ruhig, ernst und verschlossen, wenn es ihm wirklich gut geht, auch ein wenig freundlich. Meist hat er ein bleiches Gesicht mit Mitessern oder eine etwas gedunsene fettige Gesichtshaut. Geht es ihm schlecht, ist er ungenießbar wie eine versalzene Suppe.

Salz-Typ-Kinder können „Salzschlecker" sein, andererseits aber auch Naschkatzen, die Gummibärchen, Marzipan oder Schokolade lieben.

Das Wesen des Salz- bzw. Natrium-Typs

Andeutungsweise bemerkt man schon beim Salz-Kind die oben beschriebenen Charakteristika. Es kann Ermahnungen nicht gut vertragen, beim Spielen nicht verlieren und weicht Menschen aus, die ihm nicht gefallen. Schon der junge Salz-Typ verfügt über einen ausgeprägten Gerechtigkeitssinn.

Das Meer spielt für den erwachsenen Natrium-Typ eine wichtige Rolle, es ist quasi sein Element. Sonnenhitze verträgt er aber nur bedingt. Wie das Salz Wasser aufsaugt, so ist der Natrium-Typ ein Magnet für negative Inhalte, die seine pessimistische Haltung bestimmen. Er neigt dazu,

Kränkungen und Enttäuschungen zu konservieren (Salz ist ja ein gutes Konservierungsmittel) und kann lange nachtragend sein – verkrustet wie eine Salzlagerstätte im Mittelmeer. Der Salz-Typ will keinen Trost oder Zuspruch, sodass er sich mit seinen Problemen im Kreis dreht. Als Folge können depressive Verstimmungen mit Schlafstörungen und anderen körperlichen Leiden entstehen.

Salz in der Natur und in der Küche

Salz ist ein lebenswichtiges Element, in vielen Kulturkreisen ist es etwas Heiliges. Das Wort Sal leitet sich aus dem Lateinischen ab, Salus ist der römische Gott der Weisheit, des Wachsens und Gedeihens. In der Bibel gibt Apostel Paulus den Rat: „Eure Rede sei jederzeit mit Salz gewürzt, sodass ihr wisset, wie ihr einem jeden antworten müsst." (Markus 9,49)

Die Rolle des Salzes für die Gesundheit

Salz ist ein lebenswichtiger Stoff für Mensch und Tier. Dabei ist allerdings die richtige Dosis entscheidend, denn theoretisch kann man sich mit einer extremen Salzdosis ins Grab bringen. Aber auch ein über Jahre andauernder starker Salzkonsum ist sicherlich nicht ideal, er stellt einen Risikofaktor für hohen Blutdruck dar. Unser täglicher Salzkonsum liegt zwischen drei und 16 Gramm – die WHO empfiehlt für Erwachsene fünf Gramm.

Die Kunst des Kochens besteht darin, mit wenig Salz auszukommen, dafür aber mit Aromen und Kräutern Geschmack zu erzeugen; getrockneter Thymian verstärkt zum Beispiel den Salzgeschmack intensiv.

Die wichtigsten salzigen Nahrungsmittel
Salz kommt in naturbelassenen Lebensmitteln nur in Milligramm-Mengen vor, diese stellen keine Gefahr dar. Bei verarbeiteten Lebensmitteln findet sich Salz in Käse, Brot, vielen Fischen, in Wurst und Schinken. Unvermutet viel Salz enthalten Fertigprodukte wie Instantsuppen und natürlich alle Gerichte, die mit Salz konserviert wurden.

Zum Haltbarmachen von Fleisch- oder Wurstwaren wird Pökelsalz verwendet, eine Mischung aus Speisesalz und Natriumnitrit (E 250). Die zum Pökeln notwendigen Salzmengen sind aber zu vernachlässigen – für 100 Kilogramm Fleisch benötigt man lediglich ein halbes Kilogramm Pökelsalz.

Empfehlungen für den Salz-Typ

Besonders anfällig: die Niere

Unser Körperwasser ist eine ideale Salzlösung und durchströmt jede Körperzelle, wobei der Salzgehalt von unseren Stoffwechselorganen automatisch gesteuert wird; schon geringe Abweichungen sind mit dem Leben nicht mehr vereinbar, wobei diese Regulation vor allem in der Niere abläuft. Die besonders krankheitsanfälligen Organe des Salz-Typs sind die Nieren, die Gefäße einschließlich der Blutdruckregulation und die Haut.

Akute Störungen beim Salz-Typ sind meist Kopfschmerzen oder Blasenbeschwerden.

Praktischer Hinweis: Was die Ernährung und Lebensweise anbelangt, ist der Salz-Typ sehr robust und kann vieles kompensieren. Entscheidend ist hier oft die psychische Komponente: Für den Salz-Typ ist es wichtig, Konflikte zu

lösen, zu überwinden und dadurch im Gleichgewicht zu bleiben. Hierzu braucht es einen einfühlsamen Partner, der für sein verschlossenes Gegenüber immer den richtigen Schlüssel findet – ohne dass dieser etwas bemerkt. Denn bewusst Trost zu empfangen, ist für den Salz-Typ nahezu unmöglich.

Das Essverhalten des Salz-Typs

Beim Essverhalten zeigt sich hier – wie oben erwähnt – eine klare Vorliebe für Salziges, aber auch pikante Gerichte stehen oft und gerne am Speiseplan des Salz-Typs. Weitere Vorlieben sind Teigwaren, Brot, Fleisch, Fisch und Meerestiere sowie Bitteres wie Bitterschokolade, Bier oder Tonic.

Der richtige Umgang mit Salzigem

Das Empfinden für salzig ist – wie das Empfinden für süß – sehr variabel und individuell. Was für den einen schon versalzen ist, ist für den anderen noch zu mild. Das Empfinden für Reizstärke kann man trainieren, und das sollte der Salz-Typ schon als Kind lernen.

An sich hat der Salz-Typ einen guten Instinkt und weiß, was ihm guttut oder nicht. Um Frust zu kompensieren neigt er lediglich dazu, zu viel Salz und zu viele Naschereien zu sich zu nehmen – und dem sollte Einhalt geboten werden. Kalorienarme Gemüse können zum Beispiel mit einer kleinen Menge gesalzenem Fleisch, Fisch oder Frischkäse kombiniert werden – das lässt den Salz-Typ aufleben: Er kann seinen geliebten Geschmack genießen und nimmt keine Dickmacher zu sich.

Küchentipps

Kräutersalz

Im Handel gibt es verschiedenste Arten von Kräutersalz – die meisten enthalten als Basis Sellerie und Knoblauch, sie schmecken nahezu gleich.

Wenn Sie etwas besonders Intensives wollen, bereiten Sie Ihr Kräutersalz selbst zu. Dazu benötigen Sie außer Salz einige aromatische Kräuter wie frischen Kerbel, Basilikum, Liebstöckel und getrockneten Estragon, die fein zerkleinert und mit dem Salz vermischt werden. Dieses Kräutersalz passt sehr gut zu hellem Fleisch, zu Fisch und Kartoffeln.

Wenn Sie Ihre Speisen nicht versalzen möchten, achten Sie bei fertigen Gewürzmischungen darauf, dass diese bereits Salz in unterschiedlichen Dosierungen enthalten!

Kräuter in der Salzkruste

Köche und Feinschmecker schwören auf den besonders feinen Geschmack eines Fisches in Salzkruste. Sein Aroma wird noch intensiver, wenn man in die Kruste Kräuter einarbeitet, am besten leicht bittere wie frischen Rosmarin, Thymian und Salbei, die durch das Erhitzen ihre Bitterkeit verlieren.

Tagesplan – Vorschläge

Morgens

Schinken mit dunklem Brot, Radieschen
Rührei, Brot
Marmelade, wenig Butter, glutenarmes Brot
Frischkäse mit frischem Basilikum, Brot
Forellenfilet mit Meerrettich, Brot

Mittags

Gegrillter Fisch mit Salzkartoffeln
Tortellini mit Pilzfüllung
Muscheln mit Weißwein, Weißbrot
Reisauflauf, Kompott
Quiche Lorraine

Abends

Rindsuppe mit Nockerln (Spätzle, Spatzen)
Geräucherte Lachsforelle, etwas Blattsalat, Weißbrot
Brotsuppe mit wenigen Kartoffeln
Antipasti aus geräuchertem Fisch mit Zucchini
Erbsenreis (Risipisi)

Gesund Gewicht reduzieren und halten

Der Salz-Typ neigt aufgrund seines Stoffwechsels selten zu Übergewicht; Frustessen und mangelnde Bewegung können allerdings dazu führen, dass auch er ein paar Kilos zu viel auf die Waage bringt. Ein ideales Schlankgericht für den Salz-Typ ist Fisch, den man gut mit Bitterstoffen kombinieren kann – was ihn noch leichter verdaulich macht. Bereiten Sie zum Beispiel Lachswürfel mit Bleichsellerie zu (Vorspeise für vier bis sechs Personen): Schneiden Sie dafür 300 Gramm frischen Lachs ohne Gräten und Haut in 2-cm-Würfel. Bereiten Sie eine Marinade aus je einem Esslöffel Olivenöl, getrocknetem Estragon und Salz, zwei Esslöffeln Limettensaft, Selleriesalz und frisch gemahlenem weißen Pfeffer. Legen Sie den Fisch in die Marinade und lassen Sie ihn über Nacht im Kühlschrank ziehen. Schneiden Sie 400 Gramm Bleichsellerie in Streifen, blanchieren Sie ihn eine Minute in kochendem Salzwasser, schrecken Sie ihn dann kalt ab und würzen Sie mit Selleriesalz. Pfeffern Sie Selleriestreifen und Fischwürfel und servieren Sie dieses Gericht zum Beispiel als Vorspeise mit Weißwein.

Ein spezielles salziges Thema: „Normales" oder Himalaya-Salz?

„Normalsalz", das man üblicherweise kauft, ist jodiert – als Vorbeugung gegen Schilddrüsenerkrankungen. Berg- oder Meersalz enthält natürliche Spurenelemente und muss nicht jodiert werden.

Was ist gesünder: industriell hergestelltes Salz oder Natursalz? Der ideologisch geführte Streit ist eigentlich sinnlos – naturgemäß sind Naturstoffe besser als ein raffiniertes Produkt. Letzteres ist reines Natriumchlorid und kommt wie oben erwähnt meist jodiert auf den Markt. Natursalze enthalten etwa zwei Prozent an natürlichen Mineralstoffen wie Magnesium, Kalzium etc.

Machen Sie einen Geschmackstest: Geben Sie einfach eine Prise Salz auf die Zunge. Normalsalz brennt, natürliches Salz ist mild. Ob das in Speisen auch noch einen Unterschied macht, ist eine andere Frage. Der Unterschied im Preis ist jedenfalls gesalzen.

Entsprechungen in Naturheilkunde und Homöopathie

Schüßlersalze in der Naturheilkunde

Schon vor gut hundert Jahren beschäftigten sich Wissenschaftler mit für den menschlichen Körper wichtigen Aufbaustoffen – Salzen, Kalk und anderen Mineralstoffen. Führend dabei war hier der homöopathische Arzt Wilhelm Heinrich Schüßler; er reduzierte seine Verordnungen von 200 damals bekannten homöopathischen Mitteln auf die nach ihm benannten zwei Dutzend Salze. „Seine" Salze verordnete er nicht nach dem homöopathischen Ähnlichkeitsprinzip, sondern nach Krankheitsdiagnosen und äußeren Auffälligkeiten. Er verschrieb sie in tiefen Potenzen, „wo noch was drinnen ist". Schüßler war nämlich der Auffassung, dass dem Körper jene Mineralstoffe zugeführt werden müssen, an denen offenbar ein Mangel herrscht – und war mit seiner Therapie sehr erfolgreich.

Schüßler betonte, dass jeweils nur ein Salz zum Einsatz kommen sollte, niemals mehrere auf einmal oder Mischungen.

Seine Nachfahren, oft Laienbehandler, schlugen andere Wege ein: Sie verordneten mehrere Salze gleichzeitig und zwar in Massen und über Monate; die Zusammenstellung der Mischungen erfolgte aufgrund der „Antlitzdiagnose". Beides hat mit der ursprünglichen Schüßlerlehre allerdings nicht viel zu tun.

Die Verordnung eines Schüßlersalzes wegen ein paar Gesichtsfalten ist weder solide, noch im Sinne des Erfinders.

Heute sind Massenverordnungen von Schüßlersalzen gängige Praxis. Dabei riskiert man Überdosierungen und kann unfreiwillig zum Versuchskaninchen werden – was durchaus sehr unangenehm bis krankmachend sein kann. Zu Risiken und Nebenwirkungen von Schüßlersalzen fragen Sie also lieber vor der Einnahme einen Arzt mit Homöopathie-Ausbildung statt einen Antlitzdiagnostiker etc.

Schüßlersalze im Überblick

Schüßlersalze sind Mineralsalze, also Verbindungen von Kalzium, Magnesium, Kalium und Natrium mit anderen Elementen.

Wenn sich Schüßler im Grab umdreht

Martha war schon lange nicht mehr in meiner Ordination gewesen, doch plötzlich brauchte sie dringend einen Termin: An ihren Füßen hatte sich ein juckender Ausschlag ausgebreitet, und auch ein paar andere „Lästigkeiten" bereiteten ihr seit Monaten Probleme. Eine Ursache war nicht auszumachen. Erst während eines längeren Gespräches kam ans Licht, dass Martha vor etwa einem Jahr bei einer Schüßlersalz-Beratung gewesen war. Wozu? Weil die einfach guttun, meinte Martha. Täglich schluckte sie etwa 20 Tabletten, also eine Salzmischung. Anfangs hatte sich gar nichts getan, nach ein paar Monaten tauchten aber eigenartige und wechselnde Beschwerden auf, schließlich kam es zum jetzigen, sehr störenden Zustand. Wir setzten die Tabletten natürlich umgehend ab, dummerweise hielten die Beschwerden aber noch über ein halbes Jahr an – das nennt man in der Homöopathie Nachwirkung.

Esstypen und Schüßlersalze

Welchen Esstypen lassen sich die Schüßlersalze zuordnen? Sie heißen zwar „Salze", sind aber nicht alle salzig im Geschmack. Daher passen sie am besten dorthin, wo sie geschmacklich oder chemisch zu Hause sind:

- Die Kalziumverbindungen gehören zum Milch-Typ,
- die Kaliumverbindungen zum Kohlenhydrat-Typ,
- die Eisenverbindungen ebenfalls zum Kohlenhydrat-Typ und
- die Magnesiumverbindungen zum Bitter-Typ.

Details finden sich in den jeweiligen Kapiteln.

Salz in der Volksmedizin

Die Anwendung von Salz zum Spülen der Nase oder anderer Körperöffnungen ist ebenso einfach wie wirkungsvoll. Man benötigt dazu jene Salzkonzentration, die im Körper vorkommt: Die physiologische Kochsalzlösung besteht aus neun Gramm Kochsalz pro Liter Wasser – in der Praxis nimmt man einen Kaffeelöffel Salz für einen halben Liter Wasser.

Was die innerliche Anwendung des Minerals anbelangt, so warnte bereits Pfarrer Kneipp in seinen Schriften vor übermäßigem Salzkonsum – offensichtlich war das schon zu seinen Lebzeiten ein Thema. Er stützt sich dabei auf die Beobachtung, dass Tiere, die mit viel Salz gefüttert werden, keine „zum Wursten gebräuchlichen Därme" abgeben würden, also ungesund seien.

Salze in der Homöopathie
Natrium muriaticum

Das oben beschriebene Bild des Salz-Typs passt genau zu dem Patienten, der Natriumchlorid als Medikament braucht. Die Heilwirkung entsteht erst durch die homöopathische Potenzierung des Grundstoffes. Samuel Hahnemann hat übrigens nicht das denaturierte Kochsalz zu seiner Arzneimittelprüfung verwendet, sondern das Natursalz aus einem Stollen nahe seiner Wohnstätte. Für die Wirkung dürfte das aber keine Rolle spielen.

Der Namen Natrium muriaticum ist die homöopathische Bezeichnung des Kochsalzes, also von Natriumchlorid. Es gibt aber noch ein paar andere homöopathische Salzverbindungen wie Natrium bromatum oder Natrium fluoratum.

Halogene in der Homöopathie: Fluor, Chlor, Brom, Jod

Chemisch gesehen sind Halogene hitzige und reaktionsfreudige Stoffe, die schnell mit anderen Elementen Verbindungen eingehen. Menschen, die sie als Heilmittel benötigen, sind ebenso reaktionsfreudig und hitzig – sowohl im Gemüt wie auch körperlich. Sie vertragen Wärme und Sonne schlecht; zudem sind sie meist noch hektisch und ruhelos.

Jod in der Homöopathie

Jod ist in einigen Nahrungsmitteln enthalten, vor allem in Fischen, aber auch im Spinat, Roggenbrot und in der Milch. Es wird von der Schilddrüse gespeichert und zu Hormonen verarbeitet, die für uns lebenswichtig sind. Sehr vereinfacht lässt sich sagen: Schilddrüse ist gleich Stressdrüse, weil sie bei Stress vermehrt Hormone bilden muss; außerdem regelt sie unseren Stoffwechsel, den Energiehaushalt und das Temperaturempfinden.

Der Jod-Typ kann oft reizbar und aggressiv sein, weil die Hormone der Schilddrüse einen erheblichen Einfluss auf unsere Stimmung haben – was oft vergessen wird.

Das Porträt des Jod-Menschen

Drei H charakterisieren den Jod-Menschen: hektisch, hitzig und hungrig. Mitunter wirkt er wie ein gereizter Jaguar, dem man das Fressen weggenommen hat. Das kann seiner Umgebung natürlich Unbehagen einflößen und allgemein zur Unruhe beitragen.

Anfälligkeiten

Die Schilddrüse und andere Hormondrüsen, der Energiehaushalt und der Funktionskreis Lunge – Herz, das sind in erster Linie die wunden Punkte eines Jod-Menschen. Schilddrüsenstörungen lassen sich gut homöopathisch behandeln; bevor man Hormone schluckt oder eine Operation überlegt, sollte man es also homöopathisch versuchen.

Essverhalten und Esstipp

Der Appetit von Jod-Menschen ist schwankend, trotz reichlicher Kalorienzufuhr nehmen sie meist nicht zu. Am liebsten mögen sie kohlenhydratreiche Nahrungsmittel, deftige Speisen, Fleisch wie zum Beispiel Steaks, Milchprodukte, Süßes und Alkohol. Vermeiden sollten sie auf jeden Fall „aufputschende Peitschen“: Kaffee und Genussmittel.

Sepia officinalis in der Homöopathie

Homöopathische Mittel aus dem Meer gibt es mittlerweile eine ganze Menge, Samuel Hahnemann hat als erstes den Tintenfisch (Sepia) und den Badeschwamm einer Arzneimittelprüfung unterzogen.

Das Porträt des Sepia-Patienten

„Er denkt Dinge, die er nicht denken will ... nimmt sich zu tun vor, was wider seine Absicht ist, und befindet sich so mit sich selbst im Widerstreit und daher in sehr unangenehmer, unruhiger Stimmung". So lautet eine Beschreibung aus der allerersten Arzneimittelprüfung, die wir in den Hahnemannschen Protokollen nachlesen können. In der hier beschriebenen eigenartigen Widersprüchlichkeit liegt auch ein wesentlicher Aspekt der Sepia-Essenz.

Der Tintenfisch ist eher ein Frauenmittel: Sepia-Frauen sind Perfektionistinnen und wollen Beruf, Karriere, Familie und Vergnügen unter einen Hut bringen, also nach außen wie der ideale Frauentyp wirken. Sie sind sehr anpassungsfähig, fast könnte man sagen, sie verhalten sich ähnlich wie Tintenfische: Bei Angriffen geben sie sich defensiv und verstehen es geschickt, sich in Tinte einzunebeln und damit aus der Affäre zu ziehen.

Anfälligkeiten

Bei Überforderung wirkt der Sepia-Mensch schnell erschöpft, ähnlich dem gefangenen Tintenfisch, der auf der Leine zum Trocknen hängt. Zu den am häufigsten von Krankheiten betroffenen Körperteilen zählen der Unterleib, der Verdauungstrakt und der Rücken – auch der Bewegungsapparat leidet oft.

Essverhalten und Esstipps

Der Sepia-Mensch liebt ein genussvolles Leben und langt beim Essen gerne zu: Der Geschmack Umami steht zum Beispiel weit oben in seiner Beliebtheitsskala.

Was für das Thema Pausen allgemein gilt, gilt auch für Essenspausen: Sie werden vom Sepia-Menschen leicht übergangen. Er sollte sich von seinem hektischen Streben nach Perfektion hin und wieder verabschieden und sich Zeit nehmen, um in Ruhe zu speisen.

Küchentipp

Der Tintenfisch ist ein begehrtes Produkt auf unseren Tellern. Man kann mit den Ressourcen der Natur aber achtsam umgehen, schon mit einer kleinen Menge Oktopus ein wunderbares Risotto zubereiten und trotzdem den vollen Geschmack genießen.

Ambra grisea – ein weiteres Mittel aus dem Meer

Aus der Anfangszeit der Homöopathie stammt das Mittel Ambra grisea, gewonnen aus dem schwarzen Ausscheidungsprodukt des Pottwals. Diese sündteuren Duftknollen stinken penetrant, riechen aber bei großer Verdünnung faszinierend, weshalb sie schon seit langem in der Parfümindustrie verwendet werden. Homöopathisch wird Ambra bei Nervenleiden eingesetzt – sozusagen als „homöopathisches Valium".

Ambra wird aus Kostengründen in der Parfümindustrie größtenteils synthetisch hergestellt.

DER UMAMI-TYP
Die Symphonie des Genusses

Woran ich den Umami-Typ erkenne

Umami-Typen erkennt man an ihrem Lebensstil: Sie sind Gourmets und Gourmands. Nicht gerade untergewichtig, lassen sie es sich herzhaft schmecken – und das nicht selten mit Weinbegleitung. Meist handelt es sich um lebensfrohe Menschen, die geschäftig und umtriebig das Leben auskosten.

**Der liebe Gott schickt das Fleisch,
aber der Teufel die Köche (Sprichwort).**

Das Wesen des Umami-Typs

Umami-Kinder sind kräftige, lebhafte und aufgeweckte junge Menschen. Sie bauen gern Luftschlösser und sind für jeden Streich zu haben. Meist sind sie hitzig und vertragen Kälte am besten. Wasser und Seife sind ihnen zuwider, denn übertriebene Sauberkeit ist für sie nicht wichtig. Typisch sind Heißhungeranfälle am späten Vormittag: Falls sie dann nichts zu essen bekommen, reagieren sie grantig und mit Schwäche.

Umami-Erwachsene lieben nicht von ungefähr Schweinefleisch in Form herzhafter Spareribs mit ihrer würzigen Kruste. Gioachino Rossini mit seinen Tournedos- und Gänseleberexzessen muss ein Umami-Typ gewesen sein. Im Alter litt der Komponist an den Folgen seiner ungesunden

Lebensweise. Sein Freund und Arzt forderte ihn zur Mäßigung auf: „Wein, Weib und Gesang, das ist zu viel. Du musst auf etwas verzichten." Rossinis Antwort lautete: „Auf Gesang kann ich verzichten, ich komponiere selbst. Bei den anderen kommt es nur auf den Jahrgang an."

Umami, das ist die Üppigkeit des Lebens – wer zu diesem Typ zählt, besitzt die Fähigkeit, aus vollen Zügen zu genießen. Aber er muss Strategien entwickeln, um langfristig nicht das Opfer seiner Essgewohnheiten zu werden.

Umami in der Natur und in der Küche

Umami, was so viel wie „herzhaft, deftig, fleischig" bedeutet, wird durch Glutaminsäure hervorgerufen. Bereits 1908 wurde mit diesem Wort eine Geschmacksqualität beschrieben und zwar vom japanischen Chemiker Ikeda Kikunae, der wissen wollte, warum ihm die Algensuppe seiner Frau so besonders gut schmeckte. In unserer Nahrung findet sich diese Aminosäure nur in geringen Mengen, sie steckt hauptsächlich in Fleisch, Käse und Pilzen, ist aber auch in der Muttermilch enthalten und spielt als körpereigene Substanz eine Rolle im Stoffwechsel. Glutaminsäure wirkt als Neurotransmitter im Gehirn und dient dem Aufbau von Eiweißkörpern. So betrachtet ist nichts Verwerfliches an ihr zu finden. Erst durch die industrielle Herstellung ihres Natriumsalzes, des Mononatriumglutamats (E 620 bis E 625), kam sie in Verruf.

Die wichtigsten Umami-Nahrungsmittel

Umami kommt in Nahrungsmitteln allein selten vor – am ehesten in Käse, der gut gereift ist, vor allem im Parmesan oder anderen deftig schmeckenden Sorten. Ansonsten finden sich Umami-Aromen in reifen Tomaten, Ketchup und Fischsoßen.

Wenn man Lebensmittel röstet, kommt es zur Maillard-Reaktion, sie findet zwischen Zucker und Eiweiß ab einer Temperatur von 110 Grad Celsius statt. Es entstehen herzhafte Röstaromen, die wir als Umami schmecken – nicht nur bei gebratenem Fleisch, auch bei gerösteten Karotten, Zwiebeln oder bei geröstetem Knoblauch. All das nimmt den Umami-Charakter an, wenn man es richtig macht (siehe Küchentipp, Seite 111). Umami findet sich also am häufigsten in der Eiweiß- und Fettabteilung unserer Nahrungsmittel, aber wie gesagt auch bei Pilzen.

Geschmacksverstärker – fast allgegenwärtig

Glutamate werden in der asiatischen Küche schon seit gut 100 Jahren verwendet. Nachdem man bemerkt hat, dass man damit als Geschmacksverstärker richtig zaubern kann, werden mittlerweile – auch mittels Gentechnik – Millionen Tonnen weltweit produziert, vor allem in Japan.

In unseren Breiten werden sie verdächtigt, das sogenannte „China-Restaurant-Syndrom" hervorzurufen, und damit Abgeschlagenheit, Kopf- und Gliederschmerzen zu verursachen. Studien zeigen unterschiedliche Ergebnisse. Bei regelmäßiger Einnahme größerer Mengen steht Glutamat aber durchaus im Verdacht, ein geheimer Krankmacher zu sein.

Der Geschmack von Bioprodukten

In Bioprodukten ist Glutamat als Zusatz nicht erlaubt. Um die biologisch erzeugten Lebensmittel trotzdem schmackhaft zu machen, nimmt man als Ersatz dafür Hefeextrakte, die reich an Aminosäuren und B-Vitaminen sind. Bei konventioneller Ware stammen die Hefeextrakte von gentechnisch veränderten Hefen, im Biobereich ist dies nicht gestattet.

Gefahren durch Röststoffe – ein Grund zur Panik?

Eines ist beim Zubereiten von Umami-Speisen zu beachten: Die Kruste des Bratens oder die knusprigen Pommes enthalten Röststoffe, die in größeren Mengen gesundheitsschädlich sein können. Was daran ungesund ist? Hier muss man genauer hinschauen: Grundsätzlich ist das in Röststoffen enthaltene Acrylamid schädlich und eventuell krebserregend. Es entsteht, wenn Fleisch, Pommes oder Chips bei über 120 Grad Celsius frittiert oder gebraten werden – dann kommt es nämlich zur Karamellisierung und schließlich zur Verkohlung. Im Durchschnitt enthält ein Kilogramm Pommes frites etwa 700 Mikrogramm Acrylamid, ein Kilogramm Kartoffelchips etwa 540 Mikrogramm. Niemand weiß, ab welcher Menge diese Giftstoffe zu Krankheiten führen – aber wer sein Essen bei moderater Temperatur brät und nicht täglich riesige Mengen belasteter Kartoffelprodukte zu sich nimmt, braucht sich über die Schädlichkeit der Röststoffe nicht den Kopf zu zerbrechen.

Empfehlungen für den Umami-Typ

Es beginnt mit der Haut

Die ersten Krankheitssymptome zeigen sich an der Haut und an den Schleimhäuten, meist mit entzündlichen Absonderungen wie Eiterungen, Akne, Furunkeln. Ansonsten können alle Organe betroffen sein – ein gestörter Stoffwechsel infolge einer Überlastung mit Schlacken bleibt langfristig nicht ungestraft. Akutkrankheiten sind meist Verdauungsprobleme, Kopfschmerzen oder Infekte aufgrund einer zu üppigen Lebensweise.

Praktischer Hinweis: Der Umami-Typ sollte schon als Kind lernen, seine Triebe zu beherrschen und auf seine Gesundheit zu achten – nicht erst dann, wenn die ersten Krankheitssymptome auftreten. Er muss sich darüber bewusst werden, welche Folgeerscheinungen sein Essverhalten nach sich zieht.

Das Essverhalten des Umami-Typs

Beim Essen zeigt sich hier, wie erwähnt, eine Liebe zu allem, was gut und deftig ist: zu fetten und schweren Speisen, gut gewürzt und scharf, natürlich auch zu Süßigkeiten und allen Genussmitteln. Müsli, Milch oder Gesundes rangieren in der Beliebtheitsskala hingegen an letzter Stelle.

Meist sind Umami-Typen Nachtmenschen, Mahlzeiten kann es für sie nie genug geben. Manchmal sind diese aber auch notwendig, da Umami-Menschen gegen elf Uhr vormittags ihren ersten Schwächeanfall haben – nicht nur als Folge eines spärlichen Frühstücks (wie zum Beispiel in Frankreich üblich mit Kaffee, Croissant und Zigarette). Wenn es zu einem Blutzuckerabfall mit Heißhunger kommt, ist ein kleines Gulasch mit einem kleinen oder größeren Bier oft eine willkommene Zwischenmahlzeit.

Der richtige Umgang mit Umami-Speisen

Für den Umami-Typ muss es heißen: Weniger und seltener am Esstisch und an der Bar sitzen, auch andere Dinge im Leben genießen und Bewegung in den Alltag einbauen.

Der Verzicht auf ihr geliebtes Aroma ist für Umami-Typen eine Strafe; regelmäßiges Entgiften wäre daher ein guter Ausgleich, selbst wenn es schwerfällt.

Natürlich hat ein tolles Pfeffersteak eine große kulinarische Anziehungskraft, vor allem auf Umami-Typen. Leider kann der Körper auf diese Eiweiß- und Kalorienbombe unangenehm reagieren – mit einer schlaflosen Nacht, einer Gallenkolik oder einem Gichtanfall. Deshalb sind Alternativen zu T-Bone-Steak & Co angesagt. Es ist ratsam, ein paar Verhaltensregeln zu beachten:

- Reduzieren Sie die Gesamtmenge an Fleisch, essen Sie mehr Gemüse, verzichten Sie auf Kohlenhydrate.

- Dicken Sie Soßen nicht zu kräftig ein (ein wenig saure Sahne genügt meistens), verstärken Sie den Geschmack mit Gewürzen.
- Verwenden Sie Kohlenhydrate als Basis – also zum Beispiel Pasta, dazu eine Fleischsoße mit wenig Fleisch, und genießen Sie trotzdem den Umami-Geschmack.
- Auch ohne Fleisch ist es möglich, umami zu schmecken – Bratkäse oder Gemüse muss nur entsprechend zubereitet werden (siehe unten).

Küchentipp – Gemüse geschmort im Ofen

Verschiedene Gemüsesorten schälen und in Spalten schneiden – eine gute Kombination sind junge Rote Beten (Rote Rüben) und Karotten. Frischen Rosmarin dazugeben. Für die Marinade Weißweinessig, Kümmel, Liebstöckel, Pfeffer, klein geschnittenen Knoblauch, Salz, etwas Rohrzucker und Olivenöl vermischen. Das geschnittene Gemüse in einer feuerfesten Form mit einem Esslöffel Butter zwei Minuten anrösten, dann die Marinade darübergießen. Bei ca. 160 Grad Celsius etwa 30 Minuten garen, bis sich das Gemüse leicht einstechen lässt. Der Rosmarin verliert durch das Braten seine Bitterstoffe, die Marinade gibt dem Ganzen einen wunderbaren Umami-Geschmack. Mit etwas Brot ist das eine komplette Mahlzeit, die man natürlich erweitern kann – mit Kartoffeln (ebenfalls mitgegart) oder auch Fleisch und Fisch.

Tagesplan – Vorschläge

Morgens

Leberpastete, Mischbrot, etwas Preiselbeermarmelade
Omelette mit etwas Schinken und Käse
Maissalat mit Curry, glutenarmes Brot
Spiegelei, Salami, Brot
Beinschinken mit Essiggurken, Brot

Mittags
Linsen mit Wiener Würstchen (Frankfurtern) oder Knödeln
Nudeln mit Pilzen, Rahmsoße
Steak mit saisonalem Gemüse
Gebratene Gans mit Rotkohl (Rotkraut) und Knödeln
Münchner Weißwurst mit Brezel

Abends
Radicchio-Risotto
Grüner Spargel mit Rohschinken, Parmesan
Gemüseantipasti mit Champignon, Zucchini, gebratenen Auberginen
Gurkensuppe mit Speckwürfeln
Thai-Suppe mit Hühnerfleisch

Gesund Gewicht reduzieren und halten

Umami-Typen neigen zu Übergewicht – die Kombination aus Bewegungsarmut und Genuss ohne Limit macht es ihnen speziell ab 30 schwer, in Form zu bleiben. Deshalb ist Konsequenz in der Ernährung sehr wichtig: Lieber regelmäßig kleine Mengen genießen, als sich unregelmäßig Unmengen einverleiben – wie Gioachino Rossini, der gegen Ende seines Lebens bitter für seine Exzesse bezahlen musste.

Ein spezielles Umami-Thema: Fleischersatz – wirklich ein Segen?

Soja ist gesund, heißt es oft – genau das Gegenteil haben allerdings Tierversuche an Ratten ergeben: Soja ließ Krebszellen schneller wachsen. Diese und andere Untersuchungen lassen Zweifel aufkommen, ob Soja ein gesunder Fleischersatz ist.

Die Diskussion über Soja wird seit Jahren emotional geführt; hier ist nicht der Platz, sich darüber zu verbreiten, ein paar Fakten sollen Sie aber zum Nachdenken anregen.

Soja enthält:

- natürlich Eiweiß, denn man genießt es als Fleischersatz,
- Allergene – sie können Allergien auslösen,
- Agglutinine und Lektine – sie verklumpen das Blut,
- Isoflavone, das sind Phytohormone,
- Goitrogene – sie schädigen die Schilddrüse,
- Chemikalienrückstände – sie fallen bei der Reinigung und Verarbeitung der Sojabohnen an (Hexan, Lysinoalanin).

Wenn das alles kein Problem für Sie ist, sollten Sie sich überlegen, ob es zu Ihrem Typ passt – Soja gehört nämlich zur Kohlenhydratgruppe. Um zu spüren, „wie es sich anfühlt", sollten Sie drei Tage hintereinander dreimal täglich Tofu oder Soja essen.

Die neue Sojaalternative – Süßlupinenmehl

Lupinen sind Hülsenfrüchte, die bislang noch nicht im Visier der Gentechnik stehen. Sie werden als Ersatz für Soja angepriesen – als Futtermittel für Tiere, aber auch als Nahrung für den Menschen. An sich sind sie leicht giftig und bitter, durch Züchtungen hat man aber erreicht, dass sie als Nahrungsmittelzusatz verwendet werden können.

Lupinenmehl hat einen hohen Eiweiß- und einen geringen Kohlehydratanteil. Es enthält viel Lysin und einige essenzielle Aminosäuren, wirkt als Antioxidans und verhindert dadurch das Ranzig-Werden von Fetten. Es ist frei von Gluten und Cholesterin. Lupinenmehl enthält viele Spurenelemente und Mineralstoffe. Durch Lecithin gibt es Teigen eine bessere Struktur; üblicherweise werden einem Brotteig ca. zehn Prozent Lupinenmehl hinzugefügt.

Noch ein spezielles Umami-Thema: Die Üppigkeit des Lebens – verteufelt von Anfang an

Im Gegensatz zu buddhistisch geprägten Ländern, in denen Übergewicht bewundert wird, ist es bei uns negativ besetzt. Früher war man seinem Schicksal mehr oder weniger ergeben, wenn man es „mit den Drüsen" hatte; heute zerlegt die Wissenschaft die Ursachen für diese Erscheinung bis ins letzte Detail und verdirbt uns damit gründlich den Appetit.

Cholesterin und andere Fette

Cholesterin ist zum Schreckenswort geworden – wie einzelne Studien belegen allerdings größtenteils zu Unrecht!

Welche Nachricht wollen Sie zuerst lesen? Die schlechte oder die noch schlechtere? Die schlechte Nachricht lautet: Die Normwerte für das Gesamt-Cholesterin wurden durch die wissenschaftliche Medizin viel zu tief abgesenkt, tiefer als der Weltdurchschnitt von 250 mg/dl. Man sollte, so heißt es, einen Cholesterinwert von etwa 200 mg/dl haben, während vor nicht allzu langer Zeit noch 280 mg/dl tolerabel waren. Mit den neuen Normwerten können cholesterinsenkende Tabletten herrlich verkauft werden, leider haben sie zahlreiche Nebenwirkungen – fragen Sie Ihren Homöopathen.

Die noch schlechtere Nachricht lautet: Da hat man sich jahrelang kasteit, auf Speck, Eier und Mayonnaise verzichtet und Butter nur in Spuren verwendet, und jetzt „ist alles anders"? Wie mittlerweile herausgefunden wurde, bringt oben genanntes Essverhalten nicht wirklich viel, auch die Wichtigkeit des guten HDL-Cholesterins ist nur mehr relativ zu werten. Ein neu gefundenes Transportprotein (CETP) ist mindestens genauso wichtig wie das HDL-Cholesterin selbst. Man darf also auf weitere Ergebnisse gespannt sein, sich bis dahin über sein Frühstücksei freuen und einfach Butter oder Öl verwenden, da sie der synthetisch erzeugten Margarine überlegen sind.

Meine persönliche Empfehlung: Achten Sie zunächst auf Ihren Typ, und schauen Sie bei Ihrem Blutbefund die wichtigsten Stoffwechselwerte an. Auch diese geben einen Hinweis auf die Typologie: Erhöhte Leberwerte weisen auf eine Schwäche in der Entgiftung hin. Das kommt häufig bei Fett-, Umami- und Bittertypen vor und wird natürlich durch Alkoholkonsum verschlechtert.

Bio-Cholesterinsenkung

Ein uraltes Naturmittel, das in Asien schon 800 Jahre v. Chr. beschrieben wurde, ist fermentierter roter Reis. Dieser wird mit dem speziellen Hefepilz Monascus purpureus versetzt, wobei das Mehl die rote Farbe erhält. Der Stoff wird in Kapselform über längere Zeit eingenommen.

Die guten und die schlechten Öle

Die Forschungen über Öle und Fette sind ständig im Fluss. Hat man vor Jahren noch über gesättigte und ungesättige Fettsäuren diskutiert, ist man heute wieder woanders: beim ausgewogenen Verhältnis zwischen Omega-6- und Omega-3-Fetten. Letztere sollen entzündungshemmend wirken, was bei allen anderen Fetten nicht der Fall ist. Bis man wirklich Ergebnisse zu diesem Thema nachweisen kann, empfehle ich Ihnen einen guten Mix aus verschiedenen Fettlieferanten.

Fette, die uns guttun:

- Avocado-, Olivenöl
- Raps-, Hanf- und Weizenkeimöl
- in kleiner Menge auch Kürbiskernöl

Genauso wichtig wie die Art des Fettes sind seine Herkunft und Verarbeitung – es sollte biologisch und kaltgepresst sein; in der Küche wird es am besten möglichst schonend verarbeitet und nicht zu stark erhitzt.

Noch ein spezielles Umami-Thema: Emulgatoren und E-Substanzen – überall drinnen?

Geschmacksverstärker und Emulgatoren werden verwendet, um einen herzhaften Geschmack vorzutäuschen. In den vergangenen Jahrzehnten wurde eine Reihe von Lebensmittelzusatzstoffen erfunden, die man niemals gründlich auf ihre Schädlichkeit getestet hat. Dazu zählen auch die sogenannten Emulgatoren. Sie sind wichtig für die Verbesserung der Mischfähigkeit verschiedener Stoffe und die Verlängerung der Haltbarkeit.

Was Emulgatoren wirklich sind, wissen nur Lebensmittelchemiker. Der Konsument muss sich damit abfinden, dass sie fast überall enthalten sind. Einfach so. Und wer kümmert sich schon um Details ...

Deutsche Forscher haben bei Versuchen mit Mäusen unangenehme Auswirkungen dieser Stoffe auf den Darm entdeckt: Sie begünstigen Entzündungen und haben Auswirkungen auf die Darmbakterien. Bereits nach zwölf Wochen kam es zu deutlichen Verschlechterungen im Dickdarm. Außerdem förderten die Stoffe den Appetit und somit auch eine Gewichtszunahme. Getestet wurden zwei gängige Emulgatoren, die natürlich als harmlos gelten: Polysorbat 80 und Carboxymethylcellulose (CMC). Die Folgen für den Menschen sind höchstwahrscheinlich eine Tendenz zu Übergewicht, Bluthochdruck und Diabetes – das sogenannte metabolische Syndrom. Was bereits unter „Leaky gut" beschrieben wurde (siehe Seite 68-69), trifft auch auf Emulgatoren zu.

Bei einigen E-Substanzen lässt die Produktbeschreibung aufhorchen: So nebenbei steht dort, dass der Stoff aus Gen-Material gewonnen werden kann – interessant zum Beispiel bei E 470a oder bei E 620 bis E 625 (Glutamatverbindungen).

Die Essenz
Wer raffiniert, üppig und genussvoll essen will, muss bei der Gesundheit Abstriche machen. Denn absolut gesundes Essen basiert auf einer eingeschränkten Speisenauswahl – belohnt aber mit einem erhöhten Wohlbefinden.

Entsprechungen in Naturheilkunde und Homöopathie

Shiitake in der Naturheilkunde

Der nach dem Champignon weltweit am zweithäufigsten gezüchtete Pilz heißt übersetzt „Pilz für den Winter, gut duftend". Er ist Speisepilz und Heilmittel. In Asien steht er schon über zweitausend Jahre auf dem Speisezettel. Geschätzt wird er wegen seines Gehaltes an Vitamin B 12 und Vitamin D, bzw. wegen seiner positiven Wirkung auf den Cholesterinspiegel und die Abwehrkräfte. In Asien wird er gegen Leberleiden, Arteriosklerose, Entzündungen und Tumore gezielt als Heilpilz eingesetzt.

Küchentipp für ein Ganzjahres-Pilzgericht: Pilzgemüse
Nehmen Sie Gemüse wie Karotten, Lauch, Brokkoli und Zwiebel – je nach Saison, dazu Shiitake-Pilze (ohne Stiele) und Champignons. Schneiden Sie Gemüse und Pilze klein, braten Sie alles in Olivenöl (am besten im Wok) an und dünsten Sie es kurz. Geben Sie Salz und je nach Geschmack fein

geriebenen Ingwer und Sojasoße dazu. Auch dieses Gericht ist ein Beispiel dafür, wie gesund und köstlich die Geschmacksrichtung Umami sein kann.

Pilze und Esstypen

Geschmacklich zählen die Speisepilze zur Kategorie Umami, die Heilpilze zu den Kategorien Bitter und Scharf; letztere werden nicht als Speise, sondern in Pulver- oder Kapselform eingenommen (siehe Kapitel Fünfzig plus).

Sulphur in der Homöopathie

Die unter Umami beschriebenen Charakteristika treffen zu einem hohen Ausmaß auf das homöopathische Arzneimittel Schwefel zu.

Schwefel kommt in der Natur in vielen Verbindungen vor und ist für zahlreiche biochemische Reaktionen verantwortlich. Der Name Sulphur leitet sich von solfer, d. h. brennen oder hitzig, ab. Schwefel ist an seinem typischen Geruch zu erkennen, in manchen Kurorten liegt er in der Luft. Bei Schwefelkuren kommt es gehäuft zu Reaktionen wie stinkendem Durchfall, Hautausschlägen, eventuell Fieber oder dem Wiederauftreten früherer Leiden. Schwefel rührt im Stoffwechsel ordentlich um und treibt die Krankheit nach außen, man sollte diese Reaktionen daher positiv bewerten.

Sulphur ist in der Homöopathie eines der bekanntesten Mittel und wird bei weit über 5000 Symptomen eingesetzt.

Das Porträt des Schwefel-Menschen

Beim Schwefel-Menschen treten die Umami-Eigenschaften verstärkt auf – er ist ein Stinker, deftig und penetrant. Man kann ihn kaum übersehen, so hitzig, schwitzend und ungepflegt wie er in Erscheinung tritt. Aber auch das Gegenteil ist möglich: „Sülphür"-Frauen können sehr gepflegt, sogar übertrieben parfümiert und zurechtgemacht erscheinen. Ältere

Sulphur-Menschen neigen dazu, sich zu vernachlässigen, was ihnen aber oft nicht bewusst ist. Die Empfehlungen für den Sulphur-Menschen finden sich unter der Umami-Typ-Beschreibung.

Lachesis in der Homöopathie

Lachesis ist ein Schlangengift. Diese Gifte haben eine große Tradition als Heilmittel. In Mikrodosen werden sie auch heute noch bei verschiedenen Leiden angewendet.

In der Homöopathie werden Mengen verabreicht, die kleiner als eine Mikrodosis sind – durch die Potenzierung und Verdünnung sind die Gifte überhaupt nicht mehr nachweisbar, aber trotzdem wirksam. Da Lachesis-Menschen viele Ähnlichkeiten mit Umami-Typen aufweisen, werden sie hier näher unter die Lupe genommen.

Das Porträt des Schlangen-Menschen

Lachesis-Menschen sind lebensfroh, sie können wie die Schlange im Paradies sexy und verführerisch sein. Sind sie gesund, zeichnen sie sich durch Zielstrebigkeit, Tüchtigkeit und Ehrgeiz aus. Meist sind sie sehr kommunikativ, brauchen Austausch und Gesellschaft und gelten als Nachtmenschen, die gerne feiern und auch Sex nicht verachten. Sie vertragen keine Einengung – auch körperlich nicht. Kurz gesagt: Lachesis-Menschen wollen ihre Freiheit und leben ähnlich, wie sie essen (siehe unten).

Anfälligkeiten

Angriffspunkte sind der Stoffwechsel, die Durchblutung, Herz und Kreislauf, auch neigen Lachesis-Menschen zu einem hohen Blutdruck. Akut gibt es eine Anfälligkeit für Entzündungen, etwa im Hals, in den Lymphgefäßen oder Venen.

Essverhalten und Esstipps

Beim Essverhalten zeigen Menschen, denen ein Schlangenmittel gut tut, die Gier einer Phyton: Sie verschlingen zum Beispiel eine riesige Portion und nehmen dann wieder tagelang fast nichts zu sich – verhalten sich also, als könnten sie auf Vorrat essen. Als Nachtmenschen neigen sie dazu, das Frühstück ausfallen zu lassen, nachdem sie am Abend zuvor ein üppiges Dinner zu sich genommen haben.

Aufhören, wenn es am besten schmeckt – vor allem bei Fett und Fleisch, Gewürzen und Genussmitteln, das ist der wichtigste Rat, den man ihnen für den Umgang mit Nahrung geben kann.

Antimonium crudum in der Homöopathie

Ein weiteres Mittel für Schlemmer ist Antimonit (anti = gegen, monos = einer, die Kombination dieser Worte bedeutet somit „gegen das Einförmige oder Alleinsein"), auch Antimonsulfid oder Grauspießglanz genannt. Der Rohstoff ist ein hellgraues, sprödes Metall, das für Legierungen verwendet wird. Es kommt im Körper nicht vor und wurde früher gegen Parasiten eingesetzt. Antimonium crudum wirkt schwerpunktmäßig im Verdauungstrakt.

Das Porträt des Antimon-Menschen

Das Antimonkind ist eher dick, blass und schüchtern. Wird es ermahnt, reagiert es mürrisch und empfindlich. Der erwachsene Antimon-Mensch hat etwas Widersprüchliches an sich, einerseits zeigt er eine Abneigung gegen Annäherung, andererseits auch den Wunsch nach Mitgefühl.

Anfälligkeiten

Kritische Bereiche sind eindeutig Magen-Darm-Trakt, Haut und Schleimhäute. Akut kann ebenfalls der Magen betroffen sein – als Folge eines Zuviels beim Essen.

Essverhalten und Esstipps

Der Antimon-Mensch ist ein Viel- und Immeresser und kann längere Pausen zwischen den Mahlzeiten nicht verkraften. Oft besteht eine Vorliebe für Saures, allerdings kann es dadurch auch zur Verstärkung etwaiger gesundheitlicher Probleme kommen. Möglich ist aber auch eine Abneigung gegen Essig, Mixed Pickels oder saures Obst.

Der Antimon-Mensch muss lernen, sein Essverhalten von seiner Stimmungslage abzukoppeln, denn er neigt dazu, bei jedem Hoch über die Stränge zu schlagen und bei jedem Tief zum Frustfresser zu mutieren.

DER BITTER-TYP
Unrund und stachelig

Woran ich den Bitter-Typ erkenne

Bitter-Typen sind nicht nur Liebhaber von bitteren Speisen; es kann aber gut sein, dass sie gerne Bier trinken oder leicht bittere Pflanzen wie Zichorie oder Artischocke mögen. Besser erkennt man Bitter-Typen an ihrer Art: Es geht ihnen leicht „die Galle über" – und das bemerkt jeder, der Begriff „cholerisch" passt hier sehr gut. Dauert der Zustand der emotionalen Belastung und Nicht-Verarbeitung länger an, kommt es zur „Ver-Bitterung". Im Volksmund heißt es: „I hab ka Lust, i hab ka Freud, i hab an Gallenstein im Leib."

Das Wesen des Bitter-Typs

Der Umgang mit Bitter-Typen ist manchmal schwierig und mühsam. Disteln haben zwar ganz nette Blüten und einen gewissen Charme, greift man sie aber an, wird es ungemütlich – spätestens wenn man ihnen also etwas zu nahe kommt und eine gewisse Grenze überschreitet, kann man leicht ihre Stacheln zu spüren bekommen.

Bitteres in der Natur und in der Küche

Seit alten Zeiten verbindet man Medizin mit dem Begriff „bitter": Was heilsam sein soll, muss schlecht schmecken – gleichsam als Strafe für eine allzu fröhliche, ungesunde Lebensweise. Als Beispiele seien das Tausendguldenkraut, der Salbei oder manche TCM-Kräuter genannt sowie der eine oder andere Magenbitter, dem durch den Verkauf in einer Klosterapotheke vielleicht auch eine göttlich verstärkte Wirkung nachgesagt werden kann.

Die wichtigsten bitteren Nahrungsmittel
Hier treffen wir auf gute Bekannte: bittere Salate wie Zichorie, Löwenzahn, Radicchio oder Rucola, weiters Artischocke, Rhabarber, Grapefruit, Ingwer, Kurkuma, Curry, Kakao, Kaffee oder Tee. Bier, Campari, chininhaltige Limonaden oder Spirituosen und andere Drinks enthalten ebenfalls Bitterstoffe – generell sind diese in viel mehr Nahrungsmitteln enthalten, als es bei oberflächlicher Betrachtung scheint.

Delikatesse und Nahrungsergänzung: die Artischocke

Nirgendwo sind die Übergänge zwischen Nahrungs- und Heilmittel so fließend wie bei Bitterpflanzen – ganz im Sinne von Hippokrates. Gerade die Artischocke ist ein Beispiel dafür, dass eine Pflanze als Delikatesse ebenso verwendet werden kann wie als Nahrungsergänzung in Tropfen- oder Kapselform.

Goethe bemerkte auf seiner Italienreise, dass die Italiener „Disteln essen".

Rein äußerlich ist die Artischocke eine elegante Pflanze, erst bei näherem Hinschauen sieht man ihre Stacheln. Sie zählt zu den Korbblütlern und war schon um 500 v. Chr. bei den alten Ägyptern und Römern als Delikatesse bekannt. Der fein-herbe Geschmack kommt vom Cynarin. Artischocken wirken positiv auf Leber und Galle und auch gegen einen hohen Cholesterinwert. Je jünger die Pflanzen und je frischer, desto gesünder und weniger holzig sind sie.

Auch die Art der Zubereitung ist für ihren gesundheitlichen Nutzen wichtig. Junge, zarte Pflanzen sind als Ganzes verwendbar und können im Dampfgarer schonend weich gekocht werden – das wäre am besten. Von großen Exemplaren isst man gern das Fleisch der einzelnen Blätter, dazu eine Sauce Hollandaise, in Frankreich ist das ein Klassiker. Die Üppigkeit der Soße wird durch die Pflanze – und eventuell den passenden Weißwein – neutralisiert, das schmeckt köstlich. Falls Sie die Artischocke noch nicht probiert haben, ein Versuch lohnt sich, am besten ohne den Kalorienlieferanten Brot!

Auch edel: 1948 wurde Marilyn Monroe zur Artischockenkönigin von Kalifornien gekürt.

Vitalstoffe zur kalten Jahreszeit – Chicorée bringt's

Dieser spezielle Salat bietet gleich mehrere Vorteile: Er ist im Winter erhältlich, wenn andere Vitaminbringer rar sind und verfügt über viele Vitamine und Mineralstoffe sowie die Bitterstoffe Lactucin und Lactucopikrin – letztere sind Terpene, die beruhigend und schlaffördernd wirken. Außerdem stimulieren sie die Leber und verbessern Fettverdauung und Darmflora. Chicorée ist weit weniger nitratbelastet als andere Salate. Bei der Zubereitung ist zu beachten: Niemals nach dem Kleinschneiden waschen, denn dann gehen Vitamine und Bitterstoffe verloren.

Wer meint, Chicorée wäre zu bitter, dem empfehle ich folgende Vorgangsweise – und folgendes Rezept: Den Salat waschen (möglichst nicht zerkleinern) und für etwa zwei Minuten in fast kochendes Wasser geben –

so werden die Blätter weicher und verlieren etwas von ihrer Bitterkeit. Den Chicorée abkühlen lassen und dann in Streifen schneiden. In eine Marinade aus saurer Sahne, Mayonnaise, Salz und Senf geben und pro Person ein hart gekochtes Ei, klein gewürfelt, dazugeben. In dieser Mischung ist der Salat nur leicht herb, aber sehr lecker.

Ingwer – einer für vieles

Kaum ein Gewächs wird so vielseitig eingesetzt wie der aus Asien stammende Ingwer (Zingiber officinale). Als Küchengewürz steht er zwischen scharf und bitter bis würzig – ähnlich wie beim Knoblauch polarisieren der charakteristische Geschmack und Geruch. Auch bei uns in Europa sind die frischen Knollen bereits fester Bestandteil asiatischer Gerichte. Die Schärfe kommt vom Gingerol, außerdem enthält Ingwer noch einige ätherische Öle, Minerale und Vitamine.

Ingwer und Knoblauch haben viele Ähnlichkeiten – beide umgeben sich gerne mit Gewürzen aller Art sowie mit der Geschmacksrichtung Umami, vertragen sich jedoch schlecht mit Alkohol, Brot und Obst.

Die gelbe Wurzel

Zur selben Pflanzenfamilie wie der Ingwer gehört die Kurkuma, auch Gelbwurz genannt. Ihr Name spricht für sich, denn sie ist wirklich intensiv gelb und färbt Speisen wunderschön – in Indien übrigens auch die Gewänder des Klerus. Geschmacklich ähnelt sie dem Ingwer, ist aber milder. Kurkuma ist fixer Bestandteil der meisten Currymischungen und wird in Asien als Universalheilmittel angepriesen – als Cholesterin- und Blutdrucksenker oder als Unterstützung bei Rheuma, Diabetes und Krebs. Um die dafür empfohlene Tagesdosis zu erreichen, nimmt man die Gelbwurz am besten in Form von Kapseln ein.

Vielfach nachgewiesen wurde eine krebshemmende Wirkung des Pulvers, man kann es gut in Suppen, Soßen oder Nudelgerichte einrühren: Kombiniert mit Pfeffer, der Piperin enthält, wirkt Kurkuma noch intensiver. Täglich ein Teelöffel einer Kurkuma-Pfeffer-Mischung stellt eine gute Krebsvorsorge dar.

Bitterstoffe in Getränken

In die Gruppe der bitteren Alkoholika gehören viele Aperitifs, Drinks oder Bitterschnäpse. Allerdings: Nur natürliche Bittergetränke wie ein Nussschnaps oder Ähnliches können, abgesehen vom Alkoholgehalt, als einigermaßen gesund eingestuft werden. Alle anderen, vor allem synthetische Drinks, dienen mehr der Lebensfreude als der Gesundheit.

Natürlich gehören unsere wichtigsten Genussmittel wie Kaffee, Tee und Kakao in die Gruppe der Bitterstoffe. Wir veredeln sie aber meist mit Stoffen, die das Bittere mildern, mit Zucker, Milch oder anderen Aromen.

Empfehlungen für den Bitter-Typ

Rechtzeitig zum Arzt gehen

Da die Leber ein geduldiges Organ ist und bei Störungen kaum Beschwerden auftreten, ist eine Frühdiagnose von Leberkrankheiten schwierig. Schmerzen, allerdings sehr heftige, erzeugen nur Gallensteine bei einer akuten Gallenkolik.

Praktischer Hinweis: Eine chronische Müdigkeit ist der – verpackte – Schmerz der Leber, weh im herkömmlichen Sinn tut dieses Organ selten. Wenn die Leberwerte im Blut erhöht sind oder eine Gelbsucht auftritt, ist bereits Feuer am Dach. Daher empfehlen sich jährliche Blutkontrollen und ein Leber-Ultraschall, um schon im Vorfeld Störungen zu diagnostizieren; noch früher erkennt man diese in der Regulationsthermographie (siehe Anhang).

Das Essverhalten des Bitter-Typs

Auch wenn man Bitter-Typen nicht unbedingt nur an Ihrer Liebe zu Bitterem erkennt, mögen viele von ihnen Zichorie, Rucola, Spargel, Kakao, Grapefruit, Bitterschnäpse, Tonics, Bier oder Kaffee sehr gerne. Leider lieben sie damit auch genau jene Stoffe, die ihre Leber belasten – Alkohol und zu viel Kaffee oder Schwarztee. Außerdem greifen Sie gerne zu kohlenhydrathaltigen Speisen und Delikatessen, also den klassischen Dickmachern.

Der richtige Umgang mit Bitterem

Wer sich als Bitter-Typ erkennt, sollte alles vermeiden, was die Leber als Entgiftungsorgan belastet, nicht nur Alkohol, sondern auch andere Genussmittel wie Kaffee oder Nikotin, Fett im Übermaß, scharfe Gewürze – und natürlich versteckte Krankmacher in Form von Chemiezusätzen oder chemischen Medikamenten. Förderlich sind Bitterstoffe, Gemüse und eine milde, ausgeglichene Kost.

Auch wenn sie zu Bitterem wie der Artischocke wunderbar passt, allzu oft sollten Sie sich eine fette Sauce Hollandaise dennoch nicht gönnen. Eine wunderbare Alternative ist eine Vinaigrette. Man kann sie mit Granatapfelsaft und etwas Honig mischen, was eine angenehm süßsaure Note ergibt und eine gute Ergänzung zum Bitteren darstellt. Der Artischocken-Anfänger kann die bittere junge Distel auch so genießen: gekocht und in Stücke geschnittenen auf einem Fladenbrot – mit Knoblauch, Zitronensaft und Parmesan.

Küchentipp – der coole Kräutertee

Ein guter Sommer-Erfrischungstee, den man auch kalt trinken kann, wird folgendermaßen zubereitet: Melisse, Verbene (Eisenkraut) und Rosmarin zu gleichen Teilen in höchstens 70 Grad heißes Wasser geben und etwa 15 Minuten ziehen lassen. Mit Birkenzucker oder Stevia süßen. Dieser Tee kann auch gut mit Hagebuttentee, Limetten- oder Grapefruitsaft gemischt werden.

Tagesplan – Vorschläge

Morgens

Orangenmarmelade, wenig Butter, Weißbrot
Gervais mit Kresse und Oliven, Mischbrot
Rhabarberkuchen
Grapefruit-Müsli
Emmentaler, glutenarmes Brot, Oliven

Mittags

Muscheln à la Chef mit Stangensellerie
Truthahn in Ingwersoße, Reis
Radicchio-Risotto
Rosmarinkartoffeln, etwas Fleisch
Zichorien, gedämpft und mit etwas Käse überbacken

Abends

Zichorien-Ei-Salat, etwas Weißbrot
Rucola und Blattsalate, Rohschinken
Kalter Spargel mit Kräuterrahm
Mangoldgemüse, etwas Beinschinken, Mischbrot
Kräuterrahm mit frischem Rucola, Weißbrot

Gesund Gewicht reduzieren und halten

Da Bitterstoffe positiv auf den Stoffwechsel wirken, sollte man sie auch als Nicht-Bitter-Typ in seinen Speiseplan aufnehmen. Es gibt einige Lebensmittel, die bitter sind, aber nicht wirklich bitter schmecken: Spargel, Zichorie, Rucola, Grapefruit oder Orangenmarmelade.

Bitter-Typen neigen selten zu Übergewicht – außer sie gönnen sich zu viel Bier oder zu viele fette Soßen zu Artischocken & Co.

Ein spezielles „bitteres“ Thema: Detox mit Bitterstoffen

Seit es Menschen gibt, haben sie den Wunsch nach Reinigung des inneren oder äußeren Körpers. Vom Altertum bis in die Jetztzeit wurden unzählige Prozeduren beschrieben, die unser Ego von Schlacken oder Giften befreien sollen.

Unsere Ausscheidungsorgane – meist stumme Diener

Wer sich nicht verunreinigt, spart sich das Entgiften – zumindest theoretisch. In der Praxis werden wir aber auch bei gesunder Lebensweise mit Giften oder Chemikalien konfrontiert. Welche Organe sind es nun, die uns entgiften? Normalerweise fallen sie uns nicht auf, da sie wie selbstverständlich ihre Arbeit tun. Nur bei Störungen sind sie uns lästig und es wird ungemütlich – im Extremfall auf der Intensivstation mit akutem Nierenversagen ...

Darm, Niere, Leber, Lunge und Haut sind unsere wichtigsten Entgiftungsorgane.

Ungefähr in dieser Reihenfolge stellt sich die Hierarchie dieser Organe dar: Was Darm und Niere nicht ausscheiden, belastet die Leber. Die Lunge ist für den Gasaustausch zuständig. Die Haut hilft über das Schwitzen Schlacken loszuwerden. Bei vermehrter, übelriechender Schweißbildung kann man davon ausgehen, dass Darm und Niere schlecht arbeiten oder überlastet sind – man muss diese Organe daher stärken, statt die Schweißbildung zu unterdrücken.

Bei übermäßigem Schwitzen ist ein schweißunterdrückendes Deo genau die verkehrte Maßnahme!

Entgiften ist heute wichtiger ist als je zuvor, weil es noch nie soviel Gesamtbelastungen für unseren Körper gegeben hat. Obwohl es uns gut geht – oder vielleicht gerade deshalb – bedarf es massiver Anstrengungen, einigermaßen giftfrei zu leben.

Welche Belastungen wir heute ausgleichen müssen:

- Chemie und Gentechnik im Essen, verborgene Krankmacher
- Nikotin und Belastungen aus der Umwelt und Luft
- Elektrosmog und Strahlen, wo immer wir sind
- Defizite des Erdmagnetfeldes in modernen Wohnungen
- chemische Medikamente – die „Pille" und unzählige andere

Beim Entgiften ist es ähnlich wie beim Aufräumen und Ausmisten bzw. beim Nicht-Aufräumen und Nicht-Ausmisten. Wer alles zusammenkommen lässt, hat in ein paar Monaten ein Problem.

Die F.-X.-Mayr-Kur heute

Eine Methode, in der Bittersalz eine ganz wesentliche Rolle spielt, ist die F.-X.-Mayr-Kur. Das Salz wird dabei zur Darmreinigung und Entlastung eingesetzt. Diese Methode wurde im Laufe der Zeit zwar immer wieder verfeinert, das Prinzip ist aber gleich geblieben: Der Verdauungstrakt wird geschont, es kommt zu einer inneren Säuberung – und man lernt, sich gesünder zu ernähren.

Typgerechte Abänderungen der F.-X.-Mayr-Kur

Die klassische Mayr-Kur ist ideal für den Milch-Typ (natürlich sollte man bei der Milch-Semmel-Kur nur hochwertige, pasteurisierte, aber nicht homogenisierte Milch verwenden). Sehr oft gibt es aber Menschen, denen eine der beiden Hauptbestandteile dieser Kur gar nicht guttut – da sind Alternativen angesagt. Personen, die Milch überhaupt nicht vertragen, müssen auf eine andere Flüssigkeit ausweichen, etwa auf Kräutertee, japanischen Grüntee (Karigane, Sencha, Matcha) und basische Suppen auf Gemüsebasis (zum Beispiel aus Grünkohl, Kohlrabi oder Karotten). Und alle, die Weizenbrötchen (Weizensemmeln) nicht vertragen, sollten auf glutenarmes Brot oder Buchweizengebäck, das mittlerweile in einigen Mayr-Kuranstalten angeboten wird, sowie auf Brot aus anderen Getreidesorten zurückgreifen.

Wichtig zu wissen ist, dass andere Abführsalze, zum Beispiel Glaubersalz, nicht den selben unschädlichen Effekt haben wie das Bittersalz.

Die Mayr-Kur für zu Hause – eine Alternative zum Kuraufenthalt

Natürlich ist eine drei Wochen dauernde, „ordentlich absolvierte" Kur der Idealfall. Entscheidend ist aber vor allem, wie es danach weitergeht, sonst ist spätestens ein halbes Jahr nach der Kur alles wieder so, wie es vorher war.

Für die Zeit danach oder einfach für ein Entgiften als Lebensbegleitung gibt es ein paar Möglichkeiten, die man in den normalen Alltag integrieren kann:

- Regelmäßig einmal pro Woche einen Mayr-Tag einlegen. Frühmorgens gibt es Bittersalz und ein reduziertes Frühstück, mittags und abends nur Milch und Brötchen (Semmel) oder Gemüsesaft und Spezialgebäck.
- Etwa alle zwei Monate drei Mayr-Tage einschieben und diese eventuell mit einem Aufenthalt in einer Therme kombinieren, um dem Körper Ruhe zu gönnen.
- Verschiedene Detox-Maßnahmen durchführen: Heublumenwickel und Entgiftungsmittel, wie sie unten beschrieben werden.

Das Lösen von Detox-Blockaden

Eine Bittersalz-Kur kann auf natürliche und unschädliche Art und Weise den Darm entgiften (eine stärkere Entgiftung und gleichzeitige Stimulierung des Immunsystems ist durch künstliches Fieber möglich, was als Hyperthermie bei Krebspatienten praktiziert wird). Da eine Entgiftung aufgrund der vielen Chemikalien, die auf uns einwirken, immer schwieriger wird, sollte man noch folgende Begleitmaßnahmen zur Mayr-Kur anwenden:

- Kneippen sowie eine physikalische oder Magnetfeld-Therapie
- Einnahme von Chelatbildnern und Grünalgenpräparaten, die Schwermetalle lösen und binden
- Stimulierung von Akupunktur- und Reflexpunkten mittels Akupunktur, Akupressur oder Phototherapie: Letztere kann durch Laser, aber auch durch stoffwechselaktive Aufkleber (Patches) erfolgen. Diese bahnbrechende Technologie wurde vor etwa zehn Jahren vom Amerikaner David Schmidt für Marinesoldaten entwickelt. Die in den Patches enthaltenen Mikrokristalle werden durch Licht und Wärme aktiviert und stimulieren den Akupunkturpunkt für etwa zwölf Stunden. Es gibt verschiedene Arten dieser Patches: Stärkend wirkt ein Energiepatch, gut für den Stoffwechsel ist ein Glutathion-aktivierender Patch. Zudem gibt es einen eigenen Patch, der den Appetit reguliert. Diese Detox-Verstärker sind in einigen EU-Ländern als Medizinprodukt zugelassen, sie sind frei von Nebenwirkungen.
- Energiezufuhr: Da jede Entschlackung mit einem Säfte- und Energieverlust einhergeht, muss dieser ausgeglichen werden – am besten durch heiße Bäder und Heublumenwickel oder Sitzungen in der Infrarotkabine.

Detox-Begleitmaßnahmen – was zu welchem Typ passt

Je individueller die Speisen zum Typ passend ausgewählt werden, desto größer ist der Erfolg einer Entgiftung. In der Praxis haben sich diese Varianten bewährt:

- Milch-Typ: Mayr-Kur mit Milch und dem Gebäck, das am besten vertragen wird, dazu Aloe vera und japanischer Grüntee
- Kohlenhydrat-Typ: Milch nur, wenn verträglich, sonst Tee (japanischer Grüntee, Matetee, Kräutertee), Gemüsebrühe, dazu Moringa als Pulver, Granatapfelsaft

- Süß- und Säure-Typ: essigsaure Flüssigkeit, Zitrone oder gesäuerter Tee, Gebäck mit Kokosmehl und Dinkel
- Umami-, Salz- und Scharf-Typ: Gemüsesuppe mit Sellerie und etwas Würze (Liebstöckel, Kräuter der Provence, geriebener Kümmel und Knoblauch), wenig Salz, aber nicht salzlos, Buchweizengebäck
- Bitter-Typ: Absud von biologischen Artischocken, Zichorie als Gemüse, Saft von Grapefruit und Zitrusfrüchten, Aloe vera und Buchweizengebäck, als Gewürz Kurkuma und Salbei

Fasten – mehr oder weniger Quälerei?

Fasten ist Einstellungssache. Der gesundheitliche Nutzen ist nicht unumstritten: Wenn ein Kranker fastet, gehen die Symptome der Krankheit zurück – und kommen wieder, sobald man wieder isst. Wie russische Forscher herausgefunden haben, wirkt Fasten über den Stressreiz.

Fasten wird individuell verschieden empfunden, die Ursachen dafür sind Typ-abhängig: Beim Süß- und Kohlenhydrat Typ bewirkt das Weglassen von Süßigkeiten und anderen Kohlenhydraten eine Stabilisierung des Blutzuckerspiegels, natürlich auf niedrigem Niveau. Sauer-Typen können die mangelnde Kalorienzufuhr gut verkraften, wenn sie sich genug Säure und Fruchtiges zuführen. Salz- und Kohlenhydrat-Typen haben meist einen starken Willen und kommen dadurch über eine Fastenphase hinweg. Auch Umami-Typen schaffen das, wenn sie sich motivieren und daran denken, dass sie nach beendigter Kur mit einem tollen Ergebnis angeben können.

Erfahrungsgemäß bringt eine strenge Fastenkur bei weitem nicht denselben positiven Effekt wie eine gute, in Ruhe durchgeführte Mayr-Kur.

Entsprechungen in Naturheilkunde und Homöopathie

Die Mariendistel in Naturheilkunde und Homöopathie

Diese Distel ist die prächtigste unter ihren „Artgenossen" und wird in der Volksmedizin als wichtiges Lebermittel gepriesen. In der Küche wird man sie kaum antreffen, obwohl man die Blütenstände, bevor sie sich öffnen, wie Artischocken zubereiten und essen könnte.

In der Volksheilkunde wird die Mariendistel gegen viele Leiden empfohlen – bei offenen Beinen, Galleleiden und Ischias, bei Rheuma und Verstopfung oder einem Mangel an Muttermilch. Homöopathisch hilft Carduus marianus bei Bauchbeschwerden mit Völlegefühl, Aufstoßen, schlechtem Appetit und lehmfarbenem, breiigem Stuhl, Hämorrhoiden sowie bei Venenstau, Krampfadern und Frauenleiden.

Die Mariendistel in der Küche – mein Rezept-Tipp

Die jungen Blätter der Mariendistel, zarte Löwenzahnblätter und Spinat lassen sich zu einem gesunden leberstärkenden Gemüsegericht verarbeiten. Dabei ist zu beachten, dass man zunächst den Spinat (als Blattspinat oder passiert) fertig zubereitet und erst am Schluss die klein geschnittenen Blätter der Bitterpflanzen hinzufügt – ohne dass das Ganze noch weitergekocht wird, denn dann würden unnötig Bitterstoffe freigesetzt. Um den Geschmack zu verbessern, fügt man außer Salz und Pfeffer noch etwas Honig und Butter hinzu.

Die Benediktendistel in der Naturheilkunde

Diese Distel wird in Kräuterbüchern hochgelobt und meist in Tinkturen oder Tees zusammen mit anderen Bitterstoffen verwendet.

Chelidonium in der Homöopathie

Aus homöopathischer Sicht hat das Schöllkraut eine gewisse Ähnlichkeit mit der Mariendistel. Allerdings kommen zur Leberbelastung oft noch Kopfschmerzen, Gelbsucht und wechselnde Stühle. Der Chelidonium-Patient bevorzugt heiße Speisen und Getränke.

Aloegewächse in Naturheilkunde und Homöopathie

Eine Reihe von Aloegewächsen sind Putzmittel für Darm und Leber. In der Homöopathie ist die Aloe socotrina die wichtigste Pflanze. Sie wirkt eher auf den Darm als auf die Leber, sodass sie vor allem bei Beschwerden des Enddarmes eingesetzt wird.

In Südafrika ist Aloe ferox, die Kap-Aloe, als Abführmittel in Verwendung – ihr roter, eisenhaltiger Saft schmeckt ein wenig nach Gulasch. Mehr Verbreitung fand in den letzten Jahren die Aloe vera. Vor einigen Jahren gab es um diese Pflanze einen richtigen Wirbel – sie wurde als Wundermittel gegen vieles angepriesen, von der Allergie bis zum Zahnfleischbluten. Der gesunde Saft wurde gar in Kanistern verkauft und wanderte, integriert in die unterschiedlichsten Produkte, über viele Ladentische. Mittlerweile hat sich dieser Hype beruhigt: Die Aloe vera gilt als wirksame Entgiftungspflanze, aber nicht mehr als Wundermittel.

Ein Wundermittel, das alle Krankheiten heilt, ist die Aloe vera nicht, aber ein sehr guter Bitterstoff zur Entgiftung.

Verantwortlich für die breite gesundheitliche Wirkung sind das Polysaccharid Acemannan und einige andere Inhaltsstoffe. Entscheidend für die Wirksamkeit der Aloe ist aber immer die Qualität des Rohstoffes: Es gibt Aloe-Säfte und -Kapseln in den unterschiedlichsten Preisklassen. Wird die Pflanze ganz ausgepresst, gelangen auch Bitterstoffe in den Saft, die reizend auf den Darm wirken. Greifen Sie also nicht zum billigsten, sondern zum teuersten, besser gesagt, zum hochwertigsten Aloe-Saft – Qualität hat ihren Preis. Vorteilhaft ist natürlich auch, wenn der Saft nicht chemisch konserviert wurde, sondern ein reiner Natursaft ist. Im Kühlschrank ist er etwa eine Woche haltbar. Eine sinnvolle Dosis für eine Trinkkur sind zweimal täglich je drei bis vier Esslöffel Saft, verdünnt mit etwa einem Viertelliter Wasser (als Kur über mindestens drei Wochen). Die Aloe vera ist übrigens in der Homöopathie noch nicht in Verwendung.

Das exklusivste Bittermittel Chinin in der Naturheilkunde

Schon früh erkannte man, dass Chinarindenextrakt fiebersenkend wirkt. Außerdem beeinflusst er das Herz, den Verdauungstrakt und hilft gegen Schwächezustände. Chinin wurde in der Volksheilkunde als Stärkungsmittel in verschiedenen Zubereitungen eingesetzt, etwa im Medizinalwein, seiner wohl „angenehmsten" Einsatzvariante. Lange war Chinin der einzige Lichtblick in der Behandlung von Malaria. Chemische Verwandte von Chinin sind in der schulmedizinischen Malariatherapie immer noch wichtig.

China officinalis in der Homöopathie

Der Chinarindenbaum stammt nicht aus China, sondern aus Südamerika; das Wort China wurde hier aus dem Wort Quina für Rinde abgeleitet.

Das Porträt des China-Menschen

Der Patient, für den China als Heilmittel optimal ist, hat folgende Eigenheiten: Er ist empfindlich, auch gegenüber Lärm, Gerüchen, Zugluft etc., schwach und klagt periodisch über Beschwerden. Menschen, die China als Heilmittel brauchen, haben zudem eine Neigung zum Edlen und Exklusiven.

Anfälligkeiten

Eine typische Schwachstelle ist der Verdauungstrakt. China-Menschen mögen Obst und Fruchtiges sehr gerne, vertragen diese Nahrungsmittel aber meist nicht gut und reagieren mit heftigen Blähungen.

Essverhalten und Esstipps

Das Essen sollte fein, exklusiv und raffiniert sein, am besten Haubenniveau haben. „Ich habe einen ganz einfachen Geschmack: Ich bin immer mit dem Besten zufrieden" – dieser Ausspruch von Oscar Wilde könnte gut von einem China-Menschen stammen. Ein banaler Schweinsbraten kommt ihm kaum über die Lippen, obwohl Fett in Form von edler Mayonnaise durchaus verlockend ist. China-Menschen lieben also Delikatessen, aber auch Süßigkeiten, Gewürze und Aromen sowie Saftiges und Obst. Da sie Wert auf Qualität legen und meist kleine Portionen konsumieren, ist ein Zuviel bei ihnen selten ein Krankmacher. Den Magen kann höchstens der eine oder andere Luxusdrink, die eine oder andere Nascherei zwischendurch überlasten.

Die Brechnuss in Naturheilkunde und Homöopathie

Die Brechnuss wird von einer Baumart Südostasiens gewonnen, dem Krähenaugen- oder Strychninbaum. Das darin enthaltene Alkaloid Strychnin ist in einer Dosis von 30 Milligramm für den Menschen tödlich. Interessanter ist es aber für die Verwendung in minimalen Mengen von 0,5 bis 5 Milligramm pro Tag. Ähnlich wie Arsen wirkt es dann als Aufputschmittel: Der Marathon-Olympiasieger von 1904, Thomas Hicks, soll während seines Siegeslaufes einen Cocktail aus Brandy, Eiklar und etwas Strychnin zu sich genommen haben. Heute steht Strychnin auf der Dopingliste, da es schon in diesen winzigen Dosen anregend und euphorisierend wirkt.

Die Dosis macht das Gift: Adolf Hitler soll zwischen 1936 bis 1943 geringe Dosen Strychnin (allerdings keine homöopathischen) gegen seine Blähungen eingenommen haben; ob es da Nebenwirkungen gegeben hat?

Nux vomica in der Homöopathie

Die Brechnuss – nomen est omen – ist das wichtigste Mittel für akute Magenbeschwerden mit Krämpfen und Erbrechen, verursacht durch zu viel Essen, verdorbene Speisen oder zu viel Alkohol.

Das Porträt des Nux-vomica-Menschen

Nux-vomica-Menschen sind meist Männer – oft hört man sie, bevor man sie sieht. Sie arbeiten gerne in Vollgas-Branchen, sind Manager, Politiker, Organisationstalente und Künstler, intensiv, impulsiv und hektisch. Solange sie sich nicht zu sehr verausgaben und ins Burnout geraten, funktionieren sie sehr gut.

Anfälligkeiten

Schwachstellen gibt es aufgrund der Lebensweise eine Menge – vom Nervensystem über den Verdauungstrakt und die Leber bis zum Bewegungsapparat. Alles ist verspannt und steht unter Druck. Akute Schwachstellen sind der Magen, der Ischiasnerv und der Kopf, der wehtut, wenn man zu heftig gefeiert hat.

Essverhalten und Esstipps

Der Managertyp „absolviert" sein Essen zügig und durchorganisiert – idealerweise als Geschäftsessen. Zuerst wird geschlemmt – und dann kommen die Genussmittel an die Reihe: Zigaretten, Kaffee, Alkohol oder andere Drogen. Da muss vor allem eines gelernt werden: Maß halten, so schwer es auch fällt, vor allem bei Genussmitteln und fetten Speisen. Ruhe beim Essen, ein Frühstück ohne Zeitung und ein Dinner ohne Handy – auch das tut dem Nux-vomica-Menschen gut.

Ignatia in der Homöopathie

Die Ignatiusbohne, eine Kletterpflanze von den Philippinen, enthält ebenfalls Strychnin.

Das Porträt des Ignatia-Menschen

Der Ignatia-Mensch hat ein sehr empfindliches Nervenkostüm und ist das weibliche Gegenstück zum Nux-vomica-Menschen. Ignatia-Frauen haben es mit sich und ihrer Umwelt nicht leicht, sie sind überempfindlich und neigen zu verkrampften Fehlreaktionen. Jede kleinste psychische Irritation mündet in ein Desaster, kein Symptom erscheint logisch, alles ist verrückt und paradox. Von ihrer Umgebung werden Ignatia-Menschen meist als „hysterisch" abgestempelt.

Anfälligkeiten

Alles geht vom gestörten Nervenkostüm aus – jede Belastung führt zu Panikzuständen. Weinkrämpfe, Schlafstörungen oder Magenschmerzen sind keine Seltenheit. Körperlich können alle Organbereiche betroffen sein – die Schauplätze der Krankheit wechseln häufig.

Essverhalten und Esstipps

Für Ignatia-Patientinnen ist es wichtig, ihr sprunghaftes und deshalb ungesundes Essverhalten in gleichmäßige Bahnen zu bringen.

Arsen in der Homöopathie

Giftiges Arsen gilt – nicht nur bei Pferden – schon lange als Aufbaumittel, wenn es in Maßen geschluckt wird. Interessanterweise hat der Arsen-Patient ein großes Bedürfnis nach Stärkungsmitteln, Aufbaupräparaten oder Potenzpillen.

Das Porträt des Arsen-Menschen

Oft schaut er verlebt, eingetrocknet und älter aus, als er ist. Er wirkt ungesund, hektisch, unruhig und ist, weil ihm schnell kalt ist, überdurchschnittlich warm angezogen. Seine Haut ist trocken, seine Gesichtsfarbe fahl. Trotzdem präsentiert er sich gerne als König, der königlichen Genuss liebt.

Anfälligkeiten

Arsen-Menschen sind in allen Organbereichen anfällig – vor allem durch Überlastung oder eine ungesunde Lebensweise. Besonders gefährdet sind Herz und Gefäße, Leber, Stoffwechsel und Nerven.

Essverhalten und Esstipps

Das Essverhalten des Arsen-Menschen ist ähnlich speziell wie seine Persönlichkeit. Man glaubt kaum, was ein Mensch alles zu sich nehmen kann – der Arsen-Mensch braucht die unterschiedlichsten Genussmittel, vor allem Alkohol und Zigaretten.

Er lernt kaum aus Erfahrung, auch wenn er fühlen muss: Dass nach einem ausgiebigen Dinner mehrere Whiskys, eine Schokoladencreme mit Irish Coffee und die obligate Zigarre zu viel sein könnten, scheint er sich nicht zu merken.

DER SCHARF-TYP

Mit dem Feuerlöscher zum Essen

Woran ich den Scharf-Typ erkenne

Es ist nicht unbedingt nur die Vorliebe für Scharfes, an der man diesen Typ erkennt, sondern durchaus auch die Neigung zu pikant und gut gewürzt. Meist sind Scharf-Typen eher korpulente Personen, die durch ihre etwas impulsive, „resche" Art auffallen; mit ihnen ist im Streitfall nicht gut Kirschen – oder Chilis – essen.

Das Wesen des Scharf-Typs

Als Kind ist der Scharf-Typ eine Mimose – bei Ermahnung reagiert er wie ein kleiner Vulkan, der aber schnell in sich zusammenfällt. Dann flüchtet er ins Nichtstun bzw. widmet sich seinem Gameboy oder Ähnlichem. Er hat oft rote Backen und fällt durch plötzliches Erröten auf. Generell ist der kleine Scharf-Typ meist schlaff, faul, matt, lustlos, ungeschickt und vermeidet Bewegung oder Sport.

Ein Hauptmerkmal des erwachsenen Scharf-Typs ist seine Fähigkeit, trotz einer gewissen Trägheit recht aktiv und tüchtig zu sein. Wenn ihn etwas fasziniert oder interessiert, macht er zum Beispiel eher einen Abenteuerurlaub als etwas Langweiliges. Scharf-Typen sind Menschen, die wirklich Dampf machen können und auch kontaktfreudig agieren. Auf Kritik reagieren sie allerdings empfindlich und ziehen sich ähnlich wie Salz-Typen bereits bei Kleinigkeiten beleidigt zurück. Mitunter verharren sie dann lange in ihrem Schneckenhaus. Sie leiden schnell unter – auch emotionaler – Kälte.

Ihr Zuhause und die damit verbundene Nestwärme lieben sie. Wenn sie einmal längere Zeit in der Ferne sein müssen, neigen sie zu Heimweh. Was ihre Gesundheit anbelangt, sind sie eher gleichgültig und gehen nur zum Arzt, wenn es nicht mehr anders geht.

Scharfes in der Natur und in der Küche

Schärfe wird durch verschiedene Naturstoffe – mit mehr oder weniger Aroma – hervorgerufen: Wir kennen die milde Schärfe von Knoblauch oder Ingwer und das höllische Brennen von Chili.

Scharf ist keine Geschmacksrichtung, sondern verursacht eine Schmerzreaktion, die durch chemische Reizung von Wärmerezeptoren in der Mundschleimhaut entsteht. Der Hitze- oder Schmerzreiz erhöht die Durchblutung des umliegenden Gewebes, dadurch erwärmt sich dieses Gewebe und das Hitzegefühl wird weiter verstärkt. Da für die Reizauslösung keine wirkliche Temperaturerhöhung erforderlich ist, können auch kalte scharfe Speisen als heiß wahrgenommen werden – jedoch schmecken Lebensmittel umso schärfer, je heißer sie gegessen werden.

Durch die gesteigerte Durchblutung werden die umliegenden Geschmacksnerven empfindlicher. Daher dienen scharfe Lebensmittel auch als Geschmacksverstärker für die eigentlichen fünf Geschmacksrichtungen.

Die wichtigsten scharfen Nahrungsmittel

Hier sind die Chilischote und Pfeffer, frischer Koriander und Ingwer, Gewürze wie Koriandersamen, Kreuzkümmel, Kardamom, Muskat und Curry zu nennen, weiters Zwiebelgewächse und Knoblauch, aber auch scharfer Käse, Rettich und Radieschen.

Der scharfe Prototyp – Capsicum, der spanische Pfeffer

Die bedeutendste Pflanze unter den Scharfmachern ist Capsicum annuum, der Paprika oder spanische Pfeffer; er gehört zu den Nachtschattengewächsen und liefert uns die angenehm bis höllisch scharfen Chilischoten. Die Mitglieder dieser Pflanzenfamilie sind ebenso verschiedenartig wie interessant. Neben Paprikaarten gehören auch Zierpflanzen, zum Beispiel die Petunie oder die hochgiftigen Hexenkräuter Bilsenkraut und Stechapfel dazu.

Schärfe kann man messen

Die Intensität der Schärfe lässt sich an einer Skala von 1 bis 10 messen, sie wurde 1912 vom Pharmakologen Wilbur Scoville entwickelt. Dem Wert 10 entspricht die Schärfe der Habaneros, der schärfsten Chilisorte und „absoluten Hölle".

Es gibt übrigens Lebensmittel, die zwar scharf, aber dennoch kühlend empfunden werden – Menthol wirkt zum Beispiel auf die Kälterezeptoren. Das erklärt, warum Hustenbonbons kühl und frisch schmecken.

Eine mittlere Schärfe (2 bis 5 auf der Skala) wirkt anregend auf den Stoffwechsel.

Scharf – eine Vielfalt von Rohstoffen

Scharfe Lebensmittel helfen bei der Verdauung. Man isst sie gerne zu fetten und üppigen Gerichten, da sie die Verdauungsdrüsen und den Stoffwechsel ankurbeln. Ein weiterer Effekt ist die Erzeugung von Wärme und die Steigerung der Durchblutung. Schärfe ist in unterschiedlichsten Pflanzenarten enthalten – mit unterschiedlichsten chemischen Substanzen:

- Capsaicin in den oben erwähnten Chilis,
- Piperin im Pfeffer,
- Allicin im Knoblauch und
- Senföl im Meerrettich (Kren) und Senf.

Dadurch ergibt sich eine geschmackliche Vielfalt, aber auch eine Vielfalt der positiven Wirkungen auf den Körper.

Empfehlungen für den Scharf-Typ

Problem: Fettstoffwechsel

Aufgrund der körperlichen Trägheit besteht beim Scharf-Typ eine Neigung zu Fettleibigkeit, erhöhten Blutfetten und trägem Stoffwechsel, außerdem zu Verdauungsproblemen, Atemwegserkrankungen und bei Frauen zu Hormonstörungen.

Brennend und heftig sind auch die Akutkrankheiten: Blasenentzündungen, Halsschmerzen und Ohrentzündungen treten am häufigsten auf.

Praktischer Hinweis: Um der Trägheit der Masse entgegenzuwirken, ist regelmäßige Bewegung ganz wichtig. Da eine Tendenz zur oberflächlichen Atmung und zu Lungenkrankheiten besteht, sollte dabei die Tiefatmung geübt werden.

Das Essverhalten des Scharf-Typs

Scharf-Typen haben ein großes Bedürfnis nach allem, was aufputscht, also nach Stimulantien – offenbar instinktiv, da sie zur Mobilisierung ihrer trägen Masse einen kräftigen Impuls benötigen. Meistens besteht auch das Bedürfnis nach Scharfem oder Pikantem, nach Saurem, Deftigem, Alkoholischem und auch nach Fett. Speisen werden mit Schärfe aufgepeppt, beispielsweise gibt's zu den Innereien ein bisschen scharfen Gulaschsaft und statt der Frankfurter (Wiener Würstchen) gibt's scharfe Würstchen.

Der richtige Umgang mit Nahrung

Maß halten in den Extremen und bei üppigem Essen, das sollte der Scharf-Typ schon in der Kindheit üben. Für Erwachsene heißt es vor allem bei Süßem, bei Genussmitteln und bei Alkohol: Rechtzeitig aufhören!

Küchentipps

Das Spielen mit Aromen ist etwas Faszinierendes. Suchen Sie beim Essen Abwechslung – probieren Sie beispielsweise verschiedene Paprikaarten, kochen Sie ein exotisches Curry oder versuchen Sie es mit Cajun, einer Gewürzmischung aus dem französischsprachigen Teil Louisianas, die gut zu Fleisch, Fisch und Eintöpfen passt. Ihrer Fantasie sind hier kaum Grenzen gesetzt.

Wie man aus der Elementenlehre weiß, spielt auch die Zubereitung von Speisen eine Rolle – man unterscheidet hier im Prinzip zwischen wärmend und kühlend. Nachdem „scharf" extrem wärmend ist, helfen kühlende Zubereitungsarten als Ausgleich. Also statt Fleisch zu braten oder zu frittieren, sollten Sie es besser dünsten oder milchsauer einlegen. Scharf und umami, aber nicht zu üppig und fett werden Speisen übrigens, wenn man sie im Wok zubereitet, auch das lehrt uns die asiatische Küche.

Tagesplan – Vorschläge

Morgens

- Erdbeeren mit weißem Pfeffer
- Pilztoast mit Schinken, Radieschen
- Ananas mit Chili
- Ingwertee, Kokosgebäck
- Müsli mit Nüssen

Mittags

- Gelbes Fischcurry mit Reis
- Krautsuppe mit Wurst
- Scharfe Wurst (Debreziner), Senf, Gebäck
- Meerrettichfleisch (Krenfleisch) mit Salzkartoffeln
- Kümmelbraten mit Meerrettich (Kren), Kohl (Kraut)

Abends

- Knoblauchsuppe

- Gemüse gegrillt
- Indischer Reis mit Gemüse und Kurkuma
- Grillkäse mit pikanter Salsa
- Thai-Suppe mit Kokosmilch und Champignon

Gesund Gewicht reduzieren und halten

Scharf-Typen können aufgrund ihrer Bequemlichkeit leicht überzählige Pfunde ansetzen. Eine gute kalorienarme Kombination stellt die Mischung aus diversen Gemüsen und pikanten Soßen oder Dressings dar bzw. eine Portion Bratkäse mit einer würzigen Oliventapenade, ohne Brot gegessen.

Ein spezielles „scharfes" Thema: Was scharf macht – Essen als Lusterzeuger

Manche Lebensmittel haben den Ruf, uns in Hochstimmung zu bringen oder unsere sexuelle Lust anzuregen. Scharfe Speisen gelten schon seit langem als Aphrodisiakum, aber natürlich auch viele andere, vollkommen unterschiedliche Lebensmittel.

Die wichtigsten anregenden Lebensmittel nach Geschmackstypen:

- Scharf: Chili, Pfeffer, Knoblauch, Muskatnuss
- Süß: Vanille, Zimt, Granatapfel, Erdbeere, Honig
- Umami: Steak, Fleisch, Pilze
- Salz: Austern, Fisch, Spargel
- Sauer: Sekt, Granatapfel, Essig (mit Kräutern)
- Bitter: Kaffee, Bitterschokolade, Rosmarin
- Kohlenhydrate: Avocado, Sellerie
- Milchig: Ei

Es gibt natürlich raffinierte Kombinationen, die zumindest den Gaumen, wenn nicht auch andere Körperzonen angenehm berühren. Versuchen Sie einmal frische Erdbeeren mit einer Prise weißem Pfeffer oder, wie in Asien üblich, eine frische Ananas mit einer Prise Chili und Salz.

Entsprechungen in Naturheilkunde und Homöopathie

Capsicum in der Homöopathie

Capsicum ist ein wichtiges Mittel – sowohl gegen chronische wie auch gegen Akutkrankheiten. Es ist ein Polychrest, d. h. ein homöopathisches Arzeimittel mit einem breiten Wirkungsspektrum. Es hat einen Bezug zu allen Organen. Die obige Beschreibung des Scharf-Typs kann man fast nahtlos für das Capsicum-Bild übernehmen.

Zwiebelgewächse und ihre Verwandten in der Homöopathie

- die Küchenzwiebel – Allium cepa
- die Meerzwiebel – Scilla maritima
- der Knoblauch – Allium sativum
- der Meerrettich (Kren) – Cochlearia armoracia (oder Armoracia rusticana)
- der Bärlauch – Allium ursinum
- der schwarze Senf – Sinapis nigra
- der weiße Senf – Sinapis alba

Zwiebelgewächse werden in der Homöopathie unterschiedlich eingesetzt – gegen einen banalen Schnupfen mit viel Absonderung oder einen Heuschnupfen, eine Magen- oder Blasenreizung.

Zwiebelgewächse, Senf und Raps enthalten Schwefelverbindungen (Glucosinolate), die sie vor Fressfeinden und Mikroorganismen schützen sollen. Für den Menschen sind diese Stoffe gesund und schützen bei regelmäßigem Verzehr vor Krebs.

Das Porträt des Zwiebel-Menschen

Ins Auge springt das Bissige – Menschen, die ein Zwiebelgewächs als Heilmittel brauchen, haben eine irritierte Psyche, vor allem dann, wenn sie krank sind. Sie neigen zu hektischer Unruhe. Ihre reizbare Grundstimmung macht es ihnen im Leben ohne Grund ungemütlich.

Anfälligkeiten

Empfindlich sind die Schleimhäute in der Nase, aber auch die Schleimhäute in Magen, Darm und Blase.

Essverhalten und Esstipps

Ausgeprägt ist bei Zwiebel-Menschen das Verlangen nach Zwiebeln, Knoblauch oder anderen scharfen Gemüsen; gern mögen sie rohe Gemüse, pikante Speisen und Pfeffer. Sie essen bevorzugt deftig, fett und meist zu viel – dem sollten sie allerdings gegensteuern.

Cantharis in Naturheilkunde und Homöopathie

Cantharis, die „spanische Fliege", ist ein in Südeuropa lebender giftiger Käfer. Er schillert wunderschön blaugrün, riecht aber ziemlich unangenehm. Grund dafür ist ein Zellgift, das er zur Feindabwehr produziert. Dieses ist natürlich kein Nahrungsmittel, aber ein Aphrodisiakum für den Menschen – in alter Zeit wurden die getrockneten und pulverisierten Käfer dafür benutzt. In der richtigen Dosis wirkt das Gift auf Niere und Geschlechtsorgane durchblutungsfördernd und sexuell anregend. Eine Überdosierung kann tödlich sein. Auf alle Fälle erzeugt das Mittel im Unterleib und der Blase ein wahnsinniges Brennen, wobei der Harn blutrot verfärbt ist.

Übrigens wurde Cantharidin auch in mörderischer Absicht als Liebestrank verabreicht – der Tod durch Nierenversagen tritt erst nach Wochen ein, sodass diese Methode als ziemlich sicher galt.

In der Homöopathie ist Cantharis ein probates Mittel bei akuten Blasen- und Nierenleiden mit heftigem Brennen und schwerem Krankheitsgefühl.

Das Porträt des Cantharis-Menschen

Er hat einige Ähnlichkeiten mit dem Capsicum-Menschen, obwohl der Rohstoff ein völlig anderer ist. Meist sind es magere, nervös gereizte Menschen, die leicht in Zorn geraten können. Gern verwenden sie obszöne Ausdrücke und lieben Sex in allen Spielarten.

Anfälligkeiten

Die Schleimhäute von Niere und Blase sowie der gynäkologische Bereich bei Frauen sind anfällig gegen Entzündungen.

Essverhalten und Esstipps

Hier lässt Spanien grüßen: Der Cantharis-Mensch hat eine Vorliebe für deftiges und gut gewürztes Essen, Fleisch und Gepökeltes (also Umami), Wein und Kaffee. Ein Übermaß dieser Lebensmittel kann zu erhöhten Harnsäurewerten und zu Gicht führen – also am besten davon weniger essen und lieber mehr Gemüse und Salate.

FÜNFZIG PLUS: WOMIT MAN BESSER ALTERT

Außen hui – die Triebfeder für die Altersforschung

Auch das Altern ist zum Teil vorprogrammiert und typabhängig. Es gibt Familienstammbäume, wo man dies über Generationen verfolgen kann – der Urgroßvater erreicht ein biblisches Alter, viele seiner Nachkommen ebenfalls. Die moderne Altersforschung hat allerdings herausgefunden, dass man zwar das Erbgut nicht ändern kann, sehr wohl aber die Aktivität von genetischen Einzelfunktionen.

Triebfeder für die Erforschung von Alterungsprozessen war die Kosmetik: „Außen hui" – das ist immer ein großes Thema. Tierversuche brachten eine bahnbrechende Erkenntnis: Das Altern verläuft bei Tieren, die kalorienreich gefüttert werden, eindeutig schneller als bei jenen, die eine kalorienreduzierte Kost erhalten. In jahrzehntelanger Forschung kam man der Natur auf die Schliche: Dass bestimmte Gene ihre Wirkung entfalten können, liegt an ihrer Aktivierung durch übergeordnete „Schalter", ein Vorgang, der in der Wissenschaft Genexpression heißt – und jene übergeordneten Schalter können durch unsere Ernährung beeinflusst werden.

Bereits im Jahre 2000 hat man das Genom, also den Bauplan unserer Gene, komplett entschlüsselt. Diese Anleitung besteht aus 2.000.025.000 Worten, jedes Wort ist ein Gen.

Das Altern ausbremsen

Beobachtungen an eineiigen Zwillingen, die genetisch über dasselbe Potenzial verfügen, zeigen deutliche Unterschiede. Während die Zwillinge als Kleinkinder fast nicht zu unterscheiden sind, sehen sie im Alter von fünfzig Jahren durchaus unterschiedlich aus – je nach Lebensstil, Zigarettenkonsum und Essgewohnheiten. Aus dieser Beobachtung zog man den Umkehrschluss: Durch optimale Ernährung und einen soliden Lebensstil bleiben die Jugendgene länger aktiv, der Mensch länger jung. Eine neue Wissenschaft war geboren, die Epigenetik.

Epigenetische Heilmittel – die neue Generation der „Gesunderhalter"

Die Epigenetik ist ein Zweig der Biologie und hat nichts mit Genmanipulation zu tun. Dass die Steuerung der Jugend-, aber auch der Altersgene mittels übergeordneter Schalter möglich ist, eröffnet allerdings neue Perspektiven und Hoffnungen.

Cordyceps sinensis, der Raupenpilz

Nach jahrelangen Forschungen hat man entdeckt, welche Stoffe die Einschaltung der Altersgene verzögern können. Fündig wurde man bei Heilstoffen, die sich seit Jahrtausenden in der Traditionellen Chinesischen Medizin bewähren, etwa beim tibetischen Raupenpilz Cordyceps sinensis, der durch seinen Lebenszyklus Aufsehen erregt. Er überwintert unterirdisch als Parasit einer besonderen Raupenart. Mit der Schneeschmelze wächst aus der toten Raupe ein neuer Pilz.

Der Pilz unterstützt die Regeneration aller Organe, vor allem der Nieren, des Immunsystems und des Gehirns und wird schon lange als Anti-Aging-Mittel eingesetzt, neuerdings in Kombination mit Granatapfel und Ginseng. Diese drei Rohstoffe zu einem Komplex zusammengefasst, können messbar die Genexpression der Jugendgene verlängern, also das Altern hinauszögern. Neben dem Cordyceps sinensis haben aber auch einige andere Heilpilze ein großes Potenzial (siehe Kasten).

Heilpilze – wofür oder wogegen sie am besten wirken:

- Cordyceps: Anti-Aging, Immunsystem, Energie
- Maitake: Diabetes, Infektionen, Krebs
- Polyporus: Gefäße, Herz
- Auricularia: Blutfette, Gefäße
- Hericium: Magen und Darm, Nervensystem
- Shiitake: immunstimulierend, auch als Speisepilz (siehe Seite 117)

Der Unterschied zwischen der willkürlichen Einnahme eines Wunderkräutleins und der Verwendung eines epigenetisch getesteten Wirkstoffes liegt auf der Hand: Durch Letzteres kann man einen positiven Effekt vorhersagen. Natürlich ist die Entwicklung epigenetischer Heilmittel erst in ihren Anfängen – aber es ist ein vielversprechender Beginn. Man weiß heute bereits, dass ein Mittel nicht bei jedem Menschen gleich wirkt: Was Herrn Müller gutgetan hat, muss für Frau Brause noch lange nicht gut sein – womit sich wieder ein Kreis schließt und die personalisierte Medizin um eine Facette reicher macht.

Superfood und Zusatznahrung als Anti-Aging-Mittel?

Der oben beschriebene Heilpilz gilt seit Jahrhunderten in der Volksheilkunde Asiens als das Anti-Aging-Wundermittel schlechthin. Der Original-Pilz ist heute gar nicht mehr erschwinglich, der Kilopreis bewegt sich bei etwa 28.000 Euro. Um die riesige Nachfrage befriedigen zu können, wird der Cordyceps mittlerweile gezüchtet und daraus mittels modernster Technik ein Extrakt hergestellt.

Pflanzenstoffe, denen man ebenfalls eine besonders starke Wirkkraft auf verschiedene Organe nachsagt, gibt es eine ganze Menge. Eine große Gruppe davon sind diejenigen, die besonders viel des grünen Pflanzenfarbstoffs enthalten – Chlorophyll hat eine regenerierende Wirkung auf unsere Darmschleimhaut.

Das Angebot an gesunden Kapseln, Tabletten und Superfood-Produkten ist mittlerweile unüberschaubar. Amerikanische Experten beschreiben als die zehn besten Superfood-Lebensmittel: Kakao, Bienenprodukte, Hanfsamen, Gojibeeren und Kokosnuss, die gut essbar sind, sowie Maca, Spirulina, die Afa-Alge, Meeresplankton und Aloe vera, die essbar, aber nicht gerade schmackhaft sind. Empfohlen wird, diese Rohstoffe in speziell zubereiteten Drinks, Smoothies oder Elixieren zu genießen. Allerdings: Oft ist allein die Beschaffung der Rohstoffe eine Herausforderung für sich. Kein einziges Produkt kommt aus frischer Ernte, alles wird entweder getrocknet, als Extrakt oder in Pulverform angeboten und ist damit nicht mehr hochwertig. Und so manches Rezept ist mehr als kompliziert – zum Beispiel für diesen Kakao-Smoothie mit etwa zwanzig Zutaten: Als Basis dienen Jiaogulan-Tee, Kokosöl, Manuka-Honig, Hanf- und Sesamsamen, Mandelmilch, Rohkakaopulver, dann kommen in kleineren Mengen Knorpeltang, Reishi, Algen, Mangostanpulver, Proteinpulver, Eucommia-Rinde, Zeolith und Extrakt aus Hirschgeweih-Bast sowie einige Gewürze dazu.

Welches Superfood wir uns wünschen

Auch bei uns liegen exotische Lebensmittel immer mehr im Trend. Wer nicht Freekeh, Moringa, Kokosmehl, Kale und Baobab auf seinem Speisezettel hat, ist nicht in. Da wird zum Beispiel damit geworben, dass die Früchte des afrikanischen Affenbrotbaumes gut für die Verdauung sind und zudem den Blutzuckeranstieg nach einer Mahlzeit einbremsen können. Alles schön, aber das gelingt auch mit heimischen Rohstoffen!

Früchte aus Übersee-Anbaugebieten werden mit allen möglichen Tricks der Lebensmitteltechnologie behandelt, sodass sie auch in unseren Supermärkten noch super ausschauen. Spitzenreiter sind die genormten und über

Monate gereiften Bananen. Untersuchungen an herkömmlich produzierten Bananen haben ergeben, dass diese nur mehr aus leeren Kalorien bestehen, also kaum mehr Vitamine oder etwas Gesundes enthalten. Wie auch, wenn sie drei Monate oder länger in Reifehallen vor sich hindösen, also eher ein Albtraum als ein Traum-Food sind.

Zurück zur Natur – so einfach?

Wir brauchen im Grunde keine exotischen Superfood-Nahrungsmittel, die zwar Naturstoffe enthalten, aber aufwändig zu einem Fertigprodukt verarbeitet werden – Experten melden zu Recht ihre Zweifel an der Sinnhaftigkeit dieser Produkte an.

Was wir brauchen, ist simpel: Milch wie früher, einfach nur pasteurisiert, nicht homogenisiert, Mehl wie damals, als der Weizen noch nicht überzüchtet war und Lebensmittel ohne chemische Schönung auskamen.

Wer heute einen Garten sein eigen nennt, in dem er Kartoffeln oder Erdbeeren anbauen kann, ist glücklich zu preisen.

Achten Sie auf das, was Sie und Ihre Kinder essen

Die Erkenntnis der Epigenetik, dass unsere Nahrung einen nachweisbaren Effekt auf die Steuerung unserer Reifung und des Älterwerdens hat, sollte nicht erst im fortgeschrittenen Alter berücksichtigt werden. Bereits vom Kleinkind an ist eine optimale Ernährung heute wichtiger denn je – es geht nicht nur um Essen und Sättigung, sondern um die Zufuhr von Vitalstoffen und das Weglassen von versteckten Krankmachern und Immunkillern.

Nahrungsergänzungen machen nur bei nachgewiesenen Mangelzuständen Sinn – und das auch nur dann, wenn sie aus natürlichen Rohstoffen und nicht aus der Retorte stammen.

AUSWÄRTS RICHTIG ESSEN

Entscheidungen, die das Essen betreffen, sollte man aus dem Bauch heraus fällen bzw. dem Geruchssinn entsprechend. Im Zeitalter von Klimaanlagen ist das schwieriger als früher, aber versuchen kann man es ja.

Der richtige Riecher
Er war ein Dirigent der alten Schule und beliebt bei Publikum und Orchester – Professor Peter Schwarz, ein echter Wiener, dirigierte jahrelang an vielen Orten der Welt. Als Genießer ging ihm ein ordentliches Essen nach dem Konzert über alles. Deshalb spazierte er immer schon vor einer Aufführung durch die Straßen und ließ sich von seiner Nase führen. Drang aus einem Lokal ein feiner Küchenduft, machte er mit allen Sinnen – im wahrsten Sinne des Wortes – einen Lokalaugenschein und fällte dann seine Entscheidung. Es hatte sich eingebürgert, dass ihn das komplette Orchester zum Abendessen begleitete, wohl weil es nicht nur seiner Musikalität, sondern auch seiner Nase vertraute.

Genießen – ein typabhängiges Vergnügen?

Genießen ist etwas Herrliches, wenn man es kann. Aber kann es jeder? Nicht unbedingt: Es gibt Genussmenschen, aber leider auch Anti-Genussmenschen. Schon manche Kinder haben nicht genügend Sitzfleisch, um ein Essen fertig zu essen oder gar zu genießen.

Wenn ein Genussmittel zum Stressmittel wird

Ich erinnere mich an eine Weihnachtsfeier in einem Nobelbeisl, also einem Ort, wo man trotz guter Küche ohne steife Etikette locker und gemütlich genießen kann. Es war unübersehbar, dass Kollege Herbert nur körperlich anwesend war. Er schlang sein Essen in enormem Tempo hinunter und schien gar nicht zu registrieren, was er aß. Der ganze Abend war ihm offensichtlich lästig. Langzeit-Fütterungen, meinte er, wären nicht seine Welt: „Hauptsache, ich bin schnell satt". Solche Herberts gibt es viele – das, was ein Genuss sein könnte, wird bei ihnen zu einer stressigen Angelegenheit.

Manche Menschen praktizieren den Leitspruch: Schaff und erwirb, zahl Steuer und stirb.

Gesundheit oder Genuss – wie funktioniert ein Kompromiss?

Dieser Ratgeber soll Sie zu einer Lebensweise führen, bei der Sie Ihrem Instinkt – wieder – folgen und auf Ihren Typ achten. Das betrifft auch die berühmten Ausnahmesituationen: Beim Feiern in einem Restaurant beispielsweise denkt man nicht an gesundes Essen bzw. an mögliche Risikofaktoren. Hier genießt man Luxuskost – aber auch die kann man in sein Leben integrieren, wenn man sich an gewisse Regeln hält.

Um langfristig gesund zu leben, können Sie einiges probieren:

- einmal pro Woche einen Luxuskost-Tag (z. B. am Wochenende),
- zweimal einen Heilkost-Tag (z. B. am Montag und Freitag),
- ansonsten nur Normalkost-Tage.

Keine Regel ohne Ausnahme: „Soll ich die Dinnereinladung einer für mich wichtigen Damengesellschaft annehmen", wandte sich ein Patient an einen berühmten Ernährungswissenschaftler, „obwohl ich sie gesundheitlich nicht gut verkraften werde?" Der Wissenschaftler antwortete dem Ratsuchenden: „Der Groll der Damen wäre für Sie noch weniger zu verkraften als ein tolles Dinner, gehen Sie hin!"

Speisekarten und Esstypen

Naturgesetze sind unerbittlich – die eine oder andere Ausnahme ist möglich, aber immer wieder begangene Sünden beim Essen rächen sich leider früher oder später.

Das komplexe Angebot eines Restaurants ist nicht auf eine einzelne Geschmacksempfindung zu reduzieren – die Vielfalt ist ja wünschenswert. Sie können aber dennoch so auswählen, dass ihr Menü zu Ihnen passt und nicht komplett gegen Sie arbeitet – auf Dauer würde Ihnen Ihr Körper das nämlich heimzahlen. Wenn Sie also häufig auswärts essen, achten Sie auf Ihre Wahl! Zum Beispiel: Als Salz-Typ kommen Sie sehr gut mit Pasta zurecht, eventuell auch mit Fisch oder Meeresgetier. Dies ist bekömmlicher für Sie als ein Hirschbraten mit Kartoffelknödel und Kohl (Kraut) oder eine gebackene Leber, was eher zum Umami-Typ passt.

Luxuskost typgerecht genießen – der Kompromiss

Sage mir, was und wie du isst und ich sage dir, wer du bist – im Restaurant kann man Menschen kennen lernen, auch Bewerbungsgespräche finden manchmal in diesem Rahmen statt. Die einzelnen Esstypen sind hier gut zu beobachten: Den Salz-Typ erkennt man daran, dass er nachsalzt, bevor er gekostet hat, der Bitter-Typ nimmt vor dem Essen einen Campari Orange oder raucht eine Zigarette, der Säure-Typ greift zu trockenem Weißwein oder einer Schorle (einem G'spritzten in Österreich).

Auch wenn man zu einem Essen eingeladen ist, kann man genüsslich und relativ gesund speisen, vorausgesetzt, man beachtet ein paar Hinweise und handelt ein bisschen vorausschauend: Wenn Sie ein abendliches Dinner erwartet, essen Sie mittags nur eine Kleinigkeit bzw. nehmen Sie nur einen Kaffee zu sich. Und halten Sie sich während des Dinners an ein paar Regeln:

- Essen Sie nicht zu viel (denken Sie bereits bei der Bestellung an die Gesamtmenge!).
- Lassen Sie am ehesten jenen Gang aus, auf den Sie am leichtesten verzichten können, ob Vorspeise, Zwischengericht oder Dessert – entscheiden Sie je nach Gusto.
- Trinken Sie nur moderat Alkohol und zwischendurch immer wieder etwas Wasser.
- Wenn Sie zu einer Vorspeise greifen: Wählen Sie etwas Leichtes wie Blattsalate oder eine kleine Fischvorspeise; essen Sie sich nicht schon zu Beginn mit Brot satt (was Ihnen sicher schwerfällt, wenn Sie ein Kohlenhydrat-Typ sind).
- Praktizieren Sie eine Art Trennkost und machen Sie es ähnlich wie die Italiener: Nehmen Sie zum Hauptgericht nur eine Beilage.
- Essen Sie langsam und kauen Sie gut, das erhöht den Genuss. Legen Sie zwischen den Gängen jeweils eine Pause von mindestens 20 Minuten ein, vor allem zwischen Vorspeise und Hauptgericht.
- Ganz wichtig ist der Abschluss eines Essens, denn auch und gerade zum Schluss kann noch vieles falsch gemacht werden. In der feinen Gastronomie, vor allem in Frankreich, wird nach einem warmen Hauptgang ein Sorbet serviert. Es soll bei der Verdauung helfen und Platz schaffen für weitere Köstlichkeiten, trägt aber letztendlich zur Völlerei bei. Wenn man nicht unbedingt „wegen Überfüllung" eine schlaflose Nacht verbringen will, empfiehlt sich eine andere Vorgangsweise: Nur einen Hauptgang wählen, dann den Käse weglassen und zum Abschluss ein Dessert in Form eines kleinen, säurebetonten Fruchtsorbets genießen – das regt die Verdauung an und ist gesünder als etwas Hochprozentiges. Ein Sorbet ist eine Art Wassereis und bekömmlicher

als Sahne- oder Cremeeis. Wer dann noch einen Kaffee oder Champagner braucht – alles Walzer!

Rahmenbedingungen für einen optimalen Genuss

Psychologen haben die Vielschichtigkeit unseres Genussvermögens analysiert: Essen ist mehr als nur Nahrungsaufnahme – oder sollte es zumindest sein. Ein Arbeitsessen wird sehr negativ beurteilt, denn sowohl Gehirn wie auch Magen arbeiten dabei schlecht. Die gesunde und lustvoll erlebte Nahrungsaufnahme muss gelernt und gepflegt werden, wenn man sie nicht von Natur aus beherrscht.

Ein liebloses Fastfood-Frühstück mit einer Stimmungskiller-Zeitung – das ist eine wirklich schlechte Kombination und muss sich auf den Magen schlagen.

So wie ein prächtiges Bild erst durch den richtigen Rahmen zur Geltung kommt, braucht auch eine Mahlzeit einen entsprechenden Rahmen. Es sind die scheinbar nebensächlichen, aber dennoch wichtigen Details, die ein Essen zum Erlebnis machen.

Wie ich mein Essen lustvoll und gesund genieße:

- Ich plane genügend Zeit ein.
- Ich schaffe eine entspannte, angenehme Atmosphäre.
- Ich achte bereits vor der Mahlzeit darauf, dass keine potenziellen Störenfriede auftauchen.
- Ich schalte mein Mobiltelefon aus bzw. auf lautlos und sage meinen Mitmenschen, dass ich in Ruhe essen möchte oder nicht erreichbar bin.

TYPGERECHT ESSEN – DANN FREUT SICH DER STOFFWECHSEL

Jede Diät oder Änderung Ihrer Essgewohnheiten bringt am Anfang einen Effekt, weil sich nämlich der Stoffwechsel ein wenig geschockt zeigt. Aber sobald er sich an den neuen Zustand gewöhnt hat, lässt der Effekt nach – und die Diät bringt nichts mehr (siehe auch Seite 9).

Diäten sind wie Kometen – typgerechtes Essen ist eine Lebensgrundlage

Französische Diät-Gurus haben einst zur Eiweiß-Überfütterung aufgerufen. Wir verstehen mittlerweile, warum diese Diät beim Milch-Fett-Eiweiß- und beim Umami-Typ von einem gewissen Erfolg gekrönt war. Für den Kohlenhydrat-Typ war sie hingegen eine Quälerei und kaum zielführend. Schon Jahre vor den Franzosen hatte Atkins dasselbe Konzept propagiert. Seine Low-Carb-Diät galt als Revolution – inzwischen ist die Begeisterung jedoch abgeklungen und die Atkins-Diät nach ihrem kometenhaften Aufstieg wieder nahezu verschwunden.

Letztlich ist jede Einseitigkeit zum Scheitern verurteilt. Zu viel Eiweiß tut unserem Stoffwechsel auf Dauer nicht gut. Schlank zu sein, aber mit Gichtanfällen zu kämpfen, ist kein ideales Gesundheitskonzept. Wer hingegen typgerecht isst, sorgt dafür, dass sein Stoffwechsel profitiert.

Wie man den Stoffwechsel beeinflusst

Was ist der Stoffwechsel? Diese vielfältigen Vorgänge in unserem Körper sind für alle Körperfunktionen verantwortlich – von der Umwandlung unserer Nahrung in Energie bis zur Ausscheidung von Schlacken und Stoffwechselendprodukten. Von der Versorgung jeder Zelle mit Nährstoffen, über die Produktion von Hormonen bis hin zur Atmung ist alles Bestandteil dieses Systems, welches das Leben ausmacht.

Dass unser Stoffwechsel sehr komplex, aber auch störanfällig ist, liegt auf der Hand. Und dass es chemische Funktionen gibt, die bei jedem Menschen gleich ablaufen, ebenfalls. Dennoch gibt es Unterschiede: Bei jedem Esstyp ist der Stoffwechsel etwas anders. Zudem bedingen individuelle Unterschiede verschiedene Reaktionen in unserer „chemischen Fabrik". Scharfe, bittere und saure Speisen kurbeln unseren Stoffwechsel an und unterstützen den Fettabbau. Folglich müssten alle Menschen, die gern scharf, bitter und sauer essen, gertenschlank sein. Dem ist leider nicht so. TCM-Spezialisten meinen, dass vor allem Menschen der Elemente Holz und Erde zu Übergewicht neigen; die Statistik kann auch das leider nicht bestätigen.

Übergewichtige gibt es bei allen Typen und bei Vertretern aller Elemente – auch was sein Körpergewicht anbelangt, ist jeder Mensch individuell. Aber wie bei den einzelnen Beschreibungen schon erwähnt, kann man bei manchen Typen einen Trend zu Über- oder Untergewicht feststellen.

Neben dem Essen gibt es zudem weitere Faktoren, die das Gewicht mitbestimmen: Bewegung und Lebensstil, psychische Einflüsse und Lebensalter.

Was den Stoffwechsel bremst:

- eine sitzende Lebensweise ohne Sport,
- Störungen im Schlafrhythmus,
- unregelmäßige Mahlzeiten und eine falsche Ernährungsweise (Fastfood, zuckerhaltige Drinks, Kaffee mit Torte),
- zu wenig Wasser zwischendurch,
- kein Frühstück.

Zurück zur Einfachheit

Die Grundregel lautet: Je komplexer eine Mahlzeit, desto schwieriger ist ihre Aufschließbarkeit (Verdaulichkeit) und desto größer ist die Belastung für den Stoffwechsel.

In den meisten Ernährungslehren findet man nur Angaben über die Wirkungsweise einzelner Nahrungsmittel. Werden diese aber entsprechend zubereitet und zusammen mit anderen Nahrungsmitteln gegessen, so ändert sich auch ihre Wirkung (siehe Seite 50, der glykämische Index).

Kombinieren Sie beim Kochen möglichst wenige Rohstoffe miteinander. Bereiten Sie die Nahrungsmittel schonend zu, dämpfen Sie vieles, frittieren Sie, wenn möglich, nichts. Was roh für Sie verträglich ist, sollten Sie roh essen.

Kombinationen – das Ganze ist mehr als die Summe seiner Teile

Die Trennkost galt lange Zeit als praktikable Diätempfehlung. Dabei durfte man neutrale Speisen entweder nur mit Fett oder nur mit Eiweiß kombinieren, also Brot (Kohlenhydrate) nicht mit Fleisch (Eiweiß), mit Käse paradoxerweise schon. Die verschiedenen Empfehlungen der Trennkost haben sich bis heute allerdings zu einer unübersichtlichen Lehre entwickelt. In Wirklichkeit funktioniert sie nur, wenn der Esstyp berücksichtigt wird.

Noch ein Wort zu dem, was für uns eine normale Mischung ist: Die Speisenabfolge der europäischen Küche, also Suppe, Hauptspeise, Dessert, zählt nicht gerade zur Heilkost – was ebenfalls ein Grund dafür ist, dass viele von uns übergewichtig sind und keine gesunde Verdauung haben.

Wie gesagt, kombinieren Sie so wenig wie möglich – auch nicht zu viele unterschiedliche Kohlenhydrate.

Beispiele für negative Kombinationen:

- Ein Kaffee allein ist nicht problematisch, wenn Sie ihn vertragen. Mit Zucker hat er mehr Kalorien und hemmt die Fettverbrennung. Noch schwerer verdaulich ist er beispielsweise in Kombination mit einer Schwarzwälder Kirschtorte. Das Ganze enthält dann Fett, Zucker, Eiweiß, Backchemie, Farbstoffe, Aromen.
- Ein Blattsalat ist einfach zu verdauen, in Kombination mit Thunfisch und Brot allerdings schon schwerer.
- Käse allein ist eine Vollmahlzeit – in Frankreich genießt man ihn oft ohne Brot, wodurch er nicht ganz so schwer verdaulich ist: Traditionen haben mitunter auch gesundheitliche Hintergründe.
- Sich an diversen Frühstücks- oder anderen Buffets zu bedienen, das bringt Luxuskost auf den Teller. Gehen Sie diesen Buffets aus dem Weg.

Wie unser Sättigungsreflex gesteuert wird

Lange galt es als sicher, dass nicht nur unser Riechen oder Schmecken, sondern auch die Vorgänge in unserem Bauch ausschließlich vom Gehirn gesteuert werden. Zum Beispiel der Sättigungsreflex – jene Information, die uns sagt, dass wir satt sind und aufhören sollten zu essen. Warum dies viele Menschen nicht schaffen, wurde vor kurzem geklärt: Hormonartige Stoffe, Leptine genannt, sind dafür verantwortlich. Sie hemmen normalerweise das Auftreten eines Hungergefühls und steuern damit den Fettstoffwechsel. Genau dieser Mechanismus ist offenbar bei Fettleibigen Menschen gestört. Noch jünger ist die Entdeckung, dass es im Bauch ein eigenständiges Nervensystem gibt, das „enterische" oder Bauchhirn. Es kontrolliert unsere Nahrung, steuert Schaltkreise und sorgt für einen geregelten Verdauungsablauf.

Stop and go – die praktische Nutzung des Bauchhirns

Konkret hängt unser Sättigungsgefühl vor allem davon ab, was unser Magen zum Gehirn meldet – das ist abhängig von der Menge, die wir gegessen haben, aber auch von der Art der Speisen: Üppige Gerichte machen schneller satt als wässrige Gemüse. In jedem Fall dauert es etwa zwanzig bis vierzig Minuten, bis die Information „Ich bin satt" im Hirn ankommt.

Aus der Esspraxis im Restaurant ist bekannt, dass man zwischen Vorspeise und Hauptgang meistens eine kleine Pause verordnet bekommt. Und, wer kennt das nicht, beim Eintreffen der Hauptspeise ist man dann gar nicht mehr hungrig. Dieses Phänomen kann man kreativ nutzen: Zunächst eine kleine Vorspeise zu sich nehmen, dann mindestens zwanzig Minuten Pause machen, die man mit Getränken und anregenden Gesprächen überbrückt. Und schließlich, dem mittlerweile kleinen Hunger entsprechend, nur mehr eine kleine Portion der Hauptspeise genießen: Gewonnen (hat das Bauchhirn über das Gehirn)!

Abnehmen braucht einen Plan

Betrachten Sie zuerst Ihre Gesundheit und Ihre Krankheiten – und reden Sie mit dem Arzt Ihres Vertrauens. Krankheiten müssen ausgeheilt werden, am besten mit Homöopathie und Naturheilverfahren ohne Chemie. Setzen Sie sich erst dann ein realistisches Ziel fürs Abnehmen.

Bevor Sie ins Detail gehen, schauen Sie sich Ihren Esstyp an. Holen Sie sich Anregungen aus den Typbeschreibungen, aber achten Sie auf die Symptome Ihres Körpers, darauf, wie er mit Ihnen spricht.

Jede Planung zur Gewichtsabnahme soll als erstes von den Signalen des Körpers ausgehen. Alles andere ist zweitrangig.

Dann setzen Sie sich ein lustvoll zu erreichendes Ziel: Mehr als zehn Kilogramm Gewichtsabnahme in einem Jahr bringt keinen anhaltenden Nutzen. Sie erzeugt den gefürchteten Jo-Jo-Effekt und dadurch wieder Frust. Nehmen Sie Ihren Lebensstil unter die Lupe: Was können Sie ändern und was nicht?

Wie sie Fett verbrennen und ihr Gewicht konstant halten können:

- Passen Sie Ihre Ernährung an Ihren Esstyp an.
- Bringen Sie Regelmäßigkeit in Ihr Essverhalten.
- Essen Sie nie zu viel.
- Machen Sie regelmäßig Bewegung.
- Planen Sie Ihre drei Tagesmahlzeiten möglichst schon am Morgen – und freuen Sie sich dann darauf!
- Nehmen Sie pflanzliche oder homöopathische Mittel als Unterstützung.

Bei einem Übergewicht von mehr als zehn Kilogramm wird es mit dem Abnehmen mühsam. Nicht nur, dass unser Körper dafür Zeit braucht – er braucht auch Unterstützung, denn er baut Fett nicht „freiwillig" ab, auch wenn wir weniger essen.

Die besten pflanzlichen Fettverbrennungshilfen sind:

- die Katechine des japanischen Grüntees – im Getränk oder in entsprechenden Kapseln (siehe mein Buch über Matcha, Information im Anhang),
- Rhodiola rosea, die Rosenwurz,
- Garcinia mangostana (Mangostin-Extrakt),
- homöopathische Mittel, die zu Ihrem Typ passen – individuell verordnet durch einen homöopathischen Arzt.

Gewichthalten mit den Esstypen

Führen Sie ein Ess-Tagebuch, wo Sie gute Tipps und Rezepte eintragen, aber auch Erfahrungen, die Sie kein zweites Mal machen möchten! Ändern Sie auch Ihre Einkaufsgewohnheiten! Denn nur die besten Rohstoffe und saisonale Bioprodukte fördern Ihre Gesundheit. Profitoptimierte Lebensmittel sind gut für die Lebensmittelindustrie, aber nicht für Ihr Wohlbefinden – wie am Beispiel Weizen bekannt wurde. Ähnliches gilt übrigens auch für die Turbo-Kuhmilch, den Mega-Genlachs oder andere Monsterauswüchse der Lebensmittelherstellung.

Um es besser zu haben, muss man negative alte Muster ändern und dazu einen ersten Schritt tun – beispielsweise beim Essen konsequent die Gesamtmenge eingrenzen.

Wer was wann wie isst

Typgerechtes Essen wird zum vollen Erfolg – wenn Sie sich die richtigen Fragen stellen:

- Wer sind Sie als Person, als Esstyp? Ihre Geschmacksvorliebe bestimmt die Speisenauswahl.
- Was kommt auf Ihren Teller und in Ihr Glas? Mit der richtigen Wahl legen Sie die Basis für gute Essgewohnheiten.

- Um diese Gewohnheiten zu optimieren, müssen Sie auch auf das Wann achten: Es ist nicht einerlei, ob Sie ein Nacht- oder Morgenmensch sind. Wer nicht frühstücken kann, hat einen späten Biorhythmus und ist meist ein Morgenmuffel. Nachdem wir unser Ego nicht umdrehen können, müssen wir die Extreme abfedern, also zumindest eine Kleinigkeit zum Frühstück und abends etwas früher und weniger essen. Planen Sie Ihre Essenszeiten so, dass Sie entspannt drei Mahlzeiten genießen können.
- Zuletzt geht's darum: Wie werden die Speisen zubereitet und wie sind die Rahmenbedingungen für unsere Mahlzeiten? Hier kommt auch die Psyche zum Tragen: Stress ist kein guter Begleiter und gehört ganz bewusst vom Esstisch verbannt – nur unter den besten Rahmenbedingungen sind unsere Mahlzeiten ein Genuss und werden gut verdaut.

Der Umsetz-Tipp für alle Typen

Setzen Sie sich zuerst ein Ziel, das Ihrem Typ entspricht, und setzen Sie dann einen ersten Schritt – danach einen zweiten und dritten, nicht alles auf einmal. Sie werden es nicht bereuen, sich positiv und in Richtung Ihres Typs zu entwickeln und negative Gewohnheiten zu eliminieren. Ich wünsche Ihnen dabei den größtmöglichen Erfolg!

ANHANG

Quellen

Chlorpropham in Kartoffeln:
https://www.global2000.at/news/sensible-knollen (Seite 74)

CRT – Thermoregulationsthermographie:
http://www.swissmedanalytics.com (Seite 126)

Epigenetik: Dr. Josef Chang, der Mythos des Alterns (Kapitel Fünfzig plus)

E-Substanzen: http://eur-lex.europa.eu/LexUriServ/LexUriServ.do?uri=OJ:L:2011:295:0001:0177:DE:PDF

EU-Studie betreffend personalisiertes Essen – Food4Me:
http://www.eufic.org/article/en/page/FTARCHIVE/artid/20_years_of_eufic_personalised_nutrition_food_4_me_project/ (Kapitel 1)

Klebeakupunktur – Patches:
https://www.psiram.com/ge/index.php/LifeWave,
http://lifewave.com (Seite 132)

Suchtstudie: Carstens-Stiftung, www.carstens-stiftung.de (Seite 89)

Informationen zu Phytotherapie, Nahrungsergänzungen, Klebeakupunktur und Homöopathie sowie den Büchern des Autors: www.walterglueck.at